シリーズ〈看護の知〉

「いつもと違う」と感じ、思わず行う行為は実践の知なのか

大谷則子

日本看護協会出版会

はじめに

　入院してなんらかの治療を受けるということは、患者にとっては、人生の転機ともなりうる重大な局面であり、一人ひとりの患者と看護師との出会いには、それぞれに固有な背景や物語が存在する。私が看護師を志したのは、身内の死をきっかけに、人が生きることと死ぬことを考える職業につきたいと思ったからであった。看護師となっていくつかの病棟で勤務する中で、いろいろな患者さんと出会い、それぞれの方の人生の時間を共有させていただき、共に生きるという言葉の重みを肌で感じ取った。

　博士論文を提出してから約4年の月日が経った。研究のための調査であるとはいえ、1人の看護師としてその場に立てることに喜びと緊張を覚えながらも、それぞれの患者さんの看護を考え、チームの看護師さんたちと昼食を共にしながら話し合い……私にとってはやりがいのあるとても充実した時間であった。時には、看護師さんから新人看護師教育の相談を受けたり、いっしょに急患を受け入れたり、若い看護師さんから先輩看護師との関係を相談されたり、外国語を話す患者さんとのコミュニケーションを手伝ったり、看護師さんの愚痴を聴いたりしたことも含め、1人の看護師仲間として受け入れてくださった病棟の皆さんと過ごした日々は、私の中でまったく色あせることなく鮮烈に記憶されている。今でも「あの患者さん、今もセルフケアがんばっているのかな」「あの看護師さんはまだ看護師を続けているのだろうか」と思いを巡らすことがある。

　翻って、その後の私はといえば、看護基礎教育の場に戻って仕事をしつつ、調査したことを記したフィールドノーツを何度も何度も読み返し、看護実践をどう意味づけていくのか考えあぐねていた。その場・その時々の看護師さんの声や目線、患者さんの表情や姿勢、ベッド周囲にあるものの配置といったディテールも含めた状況は、いつでもリアルに脳裏によみがえってくるのに、それをどう言葉にしていくのか、そもそもこれは本当に探究したい知なのか、もやもやとした霧の中にいた。大学教員という仕事のなかで、時折学生といっしょに臨地実習で現場に出て、少し距離をおいて病棟に存在していても、看護師が思わず突き動かされて行動せずにはいられない場面に何度も遭遇し、

看護師のそのような行為そのものが患者を守っているのだということは頭から離れなかった。そうして悶々とし続け、何度もつまずいたり中断したりしながら、西田幾多郎の行為的直観に出会った。「これだ」という確信とともに、私自身が思わず突き動かされるように博士論文を書き進めた。

　この本は、研究参加者である看護師が「いつもと違う」という感覚を抱くと同時に、思わず行う行為に潜む知を探究したものである。その場・その時々の状況下において「いつもと違う」と感じて思わず手が出る、現場の生き生きとした看護師さんの姿を描きながらまとめた。看護師ならば一度は経験している、当たり前の日常の中にこそ、患者の生命と生活を守り、安全で安心できるケアを提供する看護師の知が存在し、その知によって患者が救われているということはないだろうか。看護師は、「いつもと違う」と感じると同時に状況を詳細に精査し判断するまでもなく、最善を目指して思わず行動する。その行為にはその看護師固有の知が埋め込まれているのだ、そう考えて看護師の知を記述することに取り組んだ。看護実践を記述し、行為的直観という難解な概念を援用してそれぞれの看護師に固有な知を見出すことについて、多くの課題が残っていることは十分に承知している。それでも、日本で生き生きと働く看護師の日常を描き、働く皆さんの力になれれば、という思いでこの本を執筆した。本書を手に取って読んでくださった方が、「明日もがんばろう」という気持ちになれる何かを感じ取っていただければ、それが著者である私の願いである。

2020年4月　**大谷 則子**

目次

V 「いつもと違う」と感じ、思わず行う看護行為に 内在する実践の知に特徴的な要素　　131

VI 「いつもと違う」と感じ、思わず行う看護行為に 内在する実践の知の発展　　141

Appendix [付記]　　155

執筆者紹介

大谷則子（おおや・のりこ）

和洋女子大学看護学部看護学科基礎看護学 准教授

日本赤十字看護大学大学院看護学研究科修士課程修了
（看護学修士）
東京女子医科大学大学院看護学研究科博士後期課程
単位取得満期退学（看護学博士）
国立国際医療センター（現 国立国際医療研究センター）、順天堂
大学医学部附属順天堂医院、千葉県立衛生短期大学講師、
淑徳大学講師を経て、2018年より現職

看護職は、生涯を通じて（時には立ち止まりながら）成長し発達
していく職業であると考え、看護基礎教育に携わりつつ、
看護学生を含む看護職がどのような経験をしながらキャ
リアや職業アイデンティティを形成していくのかについて幅
広く研究している。とりわけ、看護師の臨床判断や実践の
知を記述することに関心を寄せている。

シリーズ［看護の知］は、学術論文として言語化されたすぐれた看護の実践知を、
その分野の研究者だけでなく、現場で働く看護職や一般の人々など幅広い層の方に
手に取って読んでいただけるよう、読み物として再構成したものです。
本書の元となった学位論文は下記から閲覧できます。

国立国会図書館
大谷則子
「「いつもと違う」感覚で行為する看護実践に埋め込まれた知」
2015年度東京女子医科大学大学院看護学研究科博士学位論文
https://dl.ndl.go.jp/info:ndljp/pid/11050139（国立国会図書館内限定閲覧）

I

プロローグ
── 「いつもと違う」と感じ、思わず行う
　　看護行為を探究する

看護実践には、何か理論的な判断をする前に、患者の様子を「いつもと違う」と感じ、とっさに突き動かされて行動する、思わず手が出る、という場面がある。筆者自身は、夜勤時にトイレに行くためにすれ違った患者の様子になんとなく「いつもと違う」という感じを抱くか抱かないかのうちに、気づいたらその患者がベッドに戻るまで見守っていた。それまで苦痛もなく歩いていた患者は、ベッドに戻った直後に突然呼吸困難を訴え、そのまま心停止した、という経験をもつ。また、バイタルサインを測定したときには、その前の勤務帯で測定した数値と変化がなかったにもかかわらず、なんとなく患者の様子に「いつもと違う」という感じを抱くか抱かないかのうちにその部屋にとどまってしばらく観察を続けていたら、患者が突然に激しい背部痛を訴え、大動脈解離であったという経験もある。

　こうした「いつもと違う」という感じを抱くか抱かないかのうちに行動し、実際に患者に変化が生じたという出来事は、筆者個人の偶然の経験にすぎないのかと思っていた。それまでに意識してきた、数値や病態という科学的根拠に基づいた看護とは異なるもののようではあるが、筆者だけでなく周囲の看護師にも「いつもとなんか違うという感覚で何かに突き動かされて思わず手が出ていた」「なんとなく変だと思ったことが、やっぱり急変の前触れだった」といった出来事があり、そうした観念的なものは、看護師同士でなんとなく共有されてきた価値観であるように感じてきた。

　たしかに、このような科学的とは言い難い不確かな感覚は、特に言語化されることも公にされることもなく、看護師個々の偶発的な出来事として素通りされていることが多い。しかし、看護師と患者とがかかわる一連のプロセスにある感覚や行動は、常に患者と共に存在し、患者と共に動的な変化を経ていくもので、起点だけでなく、要所で患者の影響を受けている。看護師にとっての看護実践は、科学的とは言い難い患者との相互作用の中で、「いつもと違う」という感じを抱くか抱かないかのうちに思わず行動するというところにも存在するのではないだろうか。

　筆者にとって看護実践とは、患者の生命と生活の安全を守り、安心や安寧をもたらす看護師の行為の積み重ねによって成立している営みである。それは特

別な現場や場面ではなく、日常の当たり前の医療現場の中に存在している。そうした日常の当たり前の看護実践へのこだわりが、本書の出発点である。エビデンスに基づいたEvidence-Based Nursing（EBN）と呼ばれる考え方による科学的に立証されたケアだけでは、患者とかかわることはできない。患者との相互作用の内にある、はっきりと可視化され言語化されていない濃密に渦巻くようなかかわりや触れ合いは、看護実践の知ではないのだろうか。普段の看護実践をありありと描くことが、その探究につながるのではないか。そう考えて本書に取り組むことにした。

　では、どうすれば「いつもと違う」と感じ、思わず行う看護行為を描くことができるだろうか。筆者が探究したいのは、その場・その時々の患者との相互作用の内にある、すべてが明瞭に可視化されてはいないかかわりである。それを記述するための方法論の模索が続いた。まずは既存の看護学文献の中で「いつもと違う」と感じ、思わず行動することがどのような言葉で表現されているのか、考えてみることにした。

文献検討

　「いつもと違う」という感覚について、これまでの看護学文献においては、「気づき」「気がかり」「直観」といった言葉で検討がなされてきた。

▰▰▰▰ 1　看護師の「気づき」

　心理学領域では、気づき（awareness）とは、「身体の内外で起こっていることを感じたり、意識することである。気づきの惹起が、自らの欲求の認知、自己理解、洞察を可能にし、ひいてはいきいきすることになると仮説されている」といわれている[1]。つまり、気づきは、身体の内外で起こっていることが意識化されることそのものを示す言葉であるといえる。したがって、本書で取り扱う「いつもと違う」という感じを抱くか抱かないかのうちに行動する看護実践においては、「いつもと違う」という感じは当の看護師の認識にのぼらないものも含まれるため、意識化されていることが前提の気づきとは異なる感覚であるといえる。しか

し、多くの看護学文献においては、そうしたことを区別することなく気づきをとらえ、使われている。どの文献においても、気づきは看護師に意識化されるもの・自覚されるものであり、気づきによって患者へのかかわりに変化をもたらすという部分においては共通している[2,3]。さらに、看護師の気づきは、さらなる気づきを生み出す原動力にもなっている[4]。加えて、柳田は気づきを「職業人としての自分の感性や人間観や、患者・医療者関係のとり方などについて高めていくもの」とし、「日常的に問題解決を目指していつも考えているというひたむきな姿勢をベースにして、愛と思いやりをこめて患者と接している中から生まれてくるのだ」と述べている[5]。さらに柳田は、「実践の中でつかんだ気づきの経験は、印象が強いゆえに、感性と思考の相互作用のプロセスとしてパターン化されて脳に刻まれ、次なる気づきをもたらすことになる」といっている[6]。本書において筆者が追究したい「いつもと違う」という感覚に酷似したもののようであるが、次なる気づきをもたらすものかどうかは必ずしも明白ではない。

　以上に概観したように、看護師の気づきは、看護師にかなり強く意識化・自覚されうるものであり、印象が強いからこそ看護師自身の経験として刻まれ、パターン化されることでさらなる気づきを生み出す原動力となりうるものであることが示唆された。しかし、看護師の「いつもと違う」という感覚は、気づきほどに看護師にとって意識化されることもなく、ごく日常的にわき起こるものである。そのような視点からも、看護師の気づきという概念は、看護師の「いつもと違う」という感覚と同義であるとは言い難いことが理解される。

■■■ 2　看護師の「気がかり」

　広辞苑によると、気がかりとは「気にかかること、心配。懸念」とある[7]。既存の看護学文献においても、気がかりを「看護師が患者に対して抱く、ちょっと気にかかる懸念や心配、不安」と定義されていることが多かった[8]。気がかりは、「気にかかる」という意味合いから、看護師自身の認識に明瞭にのぼっている感覚を示していることがわかる。本書で筆者が取り扱うのは、「いつもと違う」という感じを抱くか抱かないかのうちに行動しているという看護師の実践であり、気がかりのもつ意味合いとは異なるものであるといえる。

堀井は、看護師は気がかりを覚えると気がかりを確かめ、状況の解釈を試み、仮説を立て、かかわりを吟味し試みて、かかわりながら評価し、状況を再解釈するというプロセスを通して、看護師が気がかりな出来事からのリフレクションをしているのだといっている[9]。伊藤は、看護師が気がかりをもとに患者とかかわりながら、「身体感覚からの察知」と「持ち前の判断と手立ての駆使」が影響しあうことで生じた「先読み対応」を行っており、看護のプロセスには気がかりによって駆動する相互作用があると述べている[10]。また西村は、気がかりを「気にして見ること」ととらえ、気にして見ること自体を可能にした患者の存在があっての視点であり、患者の病いと結びついてこそ可能となる視点であるといっている。さらに患者への気がかりは、一歩踏み込んだ実践へと看護師を導くと述べるとともに、気がかりは病いの経験を患者と共につくったり、病いにまつわる出来事に参加することを促して、その人への関心をより強いものとしていく、と述べている[11]。

　以上のことから、看護師の気がかりは、患者との間に偶発的に生まれるものではあるが、気がかりが意識化されるとその患者への関心や一歩踏み込んだ看護実践へとつながっていくことがわかる。しかし、気がかりは西村がいうように、偶然の出会いや出来事への参加によって生み出される看護師の認識にのぼっている感覚であり、看護師の日常的な感覚の1つの形ではあるが、それが本書で探究しようとしている「いつもと違う」という感覚と同義であるとは言い切れない。

▨▨▨▨ 3　看護師の「直観」

　筆者は、本書に着想した当初より、看護師の臨床判断の最初の段階が直観である[12]という既存の考え方から、「いつもと違う」という感覚は直観に酷似したものであると考えてきた。

　広辞苑によると、直感とは「説明や証明を経ないで、物事の真相を心でただちに感じ知ること。すぐさまの感じ」のことである[13]。一方、直観は「判断・推理などの思惟作用の結果ではなく、精神が対象を直接に知的に把握する作用。直感ではなく、直知である」と記されている[14]。また、畑村は「自分の頭だけで

徹底的に考え、考え尽くして、自分なりの考えの道筋を作っていくと、やがてその道筋をスキップして飛び跳ねて向こう側へ行ってしまっても大丈夫、という具合に頭の中が働くようになる。途中で色々計算したり、理路整然と論理を構築することなく、問題の本質がズバリとわかるようになる、このような頭の働きを直観とよぶ」と直観を定義している[15]。つまり、物事を徹底的に考え、考え抜いた経験が豊富になると、直観を体得することができるのである。このように、直感と直観とは、物事の本質を直接に把握するかどうかというところに相違点があり、「いつもと違う」と看護師が感じ取るのは直観であることが理解できる。

　では、看護師の直観とはどのようなものであろうか。看護師の直観は、患者との相互作用における行為の内に存在するものである。看護師にとって看護の対象となる患者が、予見される形とは異なる「いつもと違う」姿で立ち現れたその瞬間に、看護師は、患者のその姿を身体で感じ取り、即座に行為する。すなわち、看護師は行為によって患者をとらえ、行為によって実践するのである。ここに存在するのが、西田の提唱する行為的直観という概念であろうと筆者は考えた。西田は「我々は行為によって物を見、物が我を限定すると共に我が物を限定する。それが行為的直観である」[16]と行為的直観を定義している。行為することによって直観し、直観することによって行為するのである。さらに西田は、行為が身体によってなされるものであることも示しているが、「私が此に身体といふのは単に生物的身体をいふのでなく、表現作用的身体をいふのである」[17]と述べているように、西田のいう身体とは、単なる生物学的な身体のことではない。看護師と患者との相互作用の中で、「いつもと違う」患者は身体をもって際立った表現として立ち現れてきて、その立ち現れた表現に看護師は突き動かされて、看護師は即座に行為として表現するのである。そしてこの即座の行為を経て再び立ち現われた患者の「いつもと違う」という表現が看護師の直観を刺激し、看護師を新たな行為へと突き動かす。これが西田のいう行為的直観的な看護実践なのではないだろうかと筆者は考えた。

■■■■ 4　「いつもと違う」と感じ、思わず行う看護行為の記述方法の模索

　文献検討によって、行為的直観という概念を援用することで、こうした看護実

践を記述できるのではないか、というヒントまでにはたどり着いたが、その先は
どうすればいいのか見当がつかなかった。そこで、まずは「いつもと違う」と感
じ、思わず行う看護行為を筆者自身で経験してみようと考え、病棟への参加観
察という手法をとることとした。

　参加観察について佐藤は、「社会や集団の中に入り込み、出来事が起きる
まさにその現場に身をおき、参加者と行動をともにし、五感をとおしたみずか
らの体験を分析や記述の基礎におくことが参加観察の強みである」と述べてい
る[18]。その身のおき方は、単に看護師と患者とのかかわりを静観し、客観的に
眺める態度とは異なり、筆者自身のこれまでのキャリアと、それに伴う感覚を活
発に働かせて、看護師や患者のものの見かたや感じ方・考え方を感じ取りなが
ら、その場の雰囲気になじんでいく、参加者としての観察者という態度である。
筆者が看護師と同じ場面で共通した感覚をもつことが可能で、かつ、看護師
の補助的な役割を自然に担うことができ、看護師と同程度の技量をもつ違和
感のない存在となることができる場所、ということから、筆者の臨床経験に最も
近い、急性期病院の外科病棟を参加観察の場所として選択した。参加観察を
しながら、看護師の行為が不明瞭な場合や、共通した感覚を明確につかめな
い場合には、そのデータを補完するための短時間のインタビューも併せて試み
ることとした。

〈引用文献〉
1）── 廣松 渉ほか編：岩波哲学・思想事典, 岩波書店, 1998.
2）── 東 由紀子：脳卒中リハビリテーション看護の援助過程における看護師の気づきの特性,
　　　日本慢性看護学会誌, 5(1):2-9, 2011.
3）── 小村三千代：進行性筋ジストロフィー症の子どもの意思と欲求への看護師の気づきと関
　　　わり, 日本看護科学会誌, 26(2):31-38, 2006.
4）── 米花紫乃ほか：精神科看護師の臨床における気づき─気づきを生み出す力に焦点を
　　　当てて, 高知女子大学看護学会誌, 35(1):54-60, 2010.
5）── 柳田邦男ほか編：その先の看護を変える気づき─学びつづけるナースたち, p.42-44,
　　　医学書院, 2011.

6）─ 前掲書5），p.44.

7）─ 新村 出編：広辞苑, 第6版, 岩波書店, 2008.

8）─ 伊藤祐紀子：患者への気がかりをもとに看護していくプロセスの探究─看護師の身体のあり様に着目して, 日本看護科学学会誌, 31（3）：50-60, 2011.

9）─ 堀井湖浪：精神科に勤務する看護師のリフレクションのプロセスに関する研究, 日本赤十字看護大学紀要, 25：32-42, 2011.

10）─ 前掲書8）.

11）─ 西村ユミ：交流する身体─〈ケア〉を捉えなおす, p.185-199, 日本放送出版協会, 2007.

12）─ Benner, P., Tanner, C. : Clinical judgement : How expert nurses use intuition, Am J Nurs, 87（1）: 23-31, 1987.

13）─ 前掲書7）.

14）─ 前掲書7）.

15）─ 畑村洋太郎：続 直観でわかる数学, 岩波書店, 2005.

16）─ 西田幾多郎：哲学論文集第一　2 行為的直観の立場. 西田幾多郎全集 第7巻, p.101, 岩波書店, 2003.

17）─ 前掲書16）, p.143.

18）─ 佐藤郁哉：フィールドワークの技法─問いを育てる, 仮説をきたえる, p.66-72, 新曜社, 2002.

II

6人の看護師の
「いつもと違う」と感じ、
思わず行う看護行為の記述

「いつもと違う」と感じ、
思わず行う看護行為の記述

1 看護師の「いつも」とは

　看護師の「いつも」とは、それぞれの看護師にとって、その場・その時々の状況の文脈の中にある「いつも」である。「いつも」を感じるのは「いつもと違う」ときである。それは、「いつもと同じ」ときには感覚や実践がうまく機能している状態であることから、省察的に行動することが困難だからである。看護師にとって、「いつも」という言葉で表現される状況には主に4つの意味が存在する。

❶クリニカルパスなどの予定通りの「いつも」

　例えば、短期入院の患者には、当然のごとくクリニカルパスやプロトコル、レジメン等に即して医療が提供され、そのとおりに進んでいるか否かを観察してデータを記録し、データから判断し……、といういつもが存在する。しかし、そのプロセスには患者と看護師との相互作用があり、そのプロセスにおいて「いつもと違う」という感覚が発生する可能性がある。

❷その患者の入院生活における日常のふるまいや発する雰囲気、しぐさの「いつも」

　例えば、入退院を繰り返している患者の入院生活には、日常のふるまいや発する雰囲気、しぐさといったその患者の特性が存在する。そうしたそれぞれの患者が有する特性を、長いかかわりの過程の中で、看護師はその患者のいつもとしてとらえているが、それは日常に同化しているために際立たない。しかし、看護師と患者との相互作用のプロセスにおいて、その患者のいつもとは異なることが生じたときに、「いつもと違う」という感覚が発生する可能性がある。

❸その看護師が今までに経験してきた、類似した病態の患者の経過と同じような「いつも」

　看護師は、それぞれに経験してきた類似した病態の患者の経過を念頭に、目の前の患者と比較して臨床判断する。その臨床判断の文脈の中に、「いつも

のこの手術の術後〇日目の経過と違う」という感覚が発生する可能性がある。

❹その看護師が日常的にそうしているという「いつも」

　看護師には各自ルーティンとしている業務の進め方がある。日常的にそうしているやり方とは異なると、「いつもと違う」という感覚が発生する可能性がある。

　本書では、「いつもと違う」という感覚を、「患者とかかわる看護師の行為に内在し、看護師の行為を決定づけている感覚」と広く定義する。看護は患者との相互作用の中で成立しているがゆえに、看護師は患者の反応によって自らが柔軟に変わらざるをえない職業である。つまり、看護師の行為は患者の反応によって変化しうるものであり、看護師の行為は常に「いつもと違う」という感覚に左右されているのだといえる。それは認識にのぼらなくとも、感覚で行動することそのものに含まれている。佐藤は「『行為』は『判断』を包含しており、熟練した技能は身体に包含され、行動として具現化される」と述べている[1]。看護師自身の認識にのぼらなくとも、「いつもと違う」と感じ、臨床判断をして行動するという場面は日常的に多く存在するが、そうした看護実践もまた、「いつもと違う」と感じ、思わず行う看護行為となりうる。

　看護師たちが経験する「いつもと違う」という感覚は、「いつもと同じ」ときにはその人自身と同化していて外側からは観察しえなかったものを感じ取ることを可能にする。Kwantは「身体と世界との対話が阻害された時、身体のその一部分のみが機能しなくなるのではなく、実存の全領野が大きく揺るがされており、このときに、意識的な層にわずかながら隙間が現れ、前意識的な層がある程度露わになってくる」と述べている[2]。すなわち、看護師が意識しているかどうかにかかわらず、いつもと同じであるということは看護師の身体と同一化しており、いつもと違うということはそれが崩れたときのことであり、何が起きているのかが露わになって外側から観察することが可能となるのである。

　看護師たちは、その場・その時々の自身のおかれている状況の中で、「いつもと違う」という感じを抱くか抱かないかのうちに思わず行動している。それぞれの看護実践における看護師自身の「いつも」の様々なとらえ方も含めて、「いつもと違う」と感じ、思わず行動する看護師たちの姿を描くことにする。

2 「いつもと違う」と感じ、思わず行う看護行為とは

　看護師は、例えば「□□手術の術後△日目の一般的な経過をたどる患者」というような、その患者に対する「いつも」の方向性をある程度定めている。しかし看護師は、患者との相互作用の中で、「いつもと違う」と感じるととっさに行動する。そうした看護師の行為に患者はなんらかの反応を示す。すると、その瞬時の看護師の行為と患者の反応は、新たな「いつも」の方向性として看護師に認識される。しかし看護師はまた別の「いつもと違う」という感覚を抱くと同時に行動し、患者がなんらかの反応を示す……。こうした一連の流れの中で、「『いつもと違う』と感じ、思わず行う看護行為」は成り立っている。

　看護師それぞれの実践の土台にあるものは、「その看護師が看護するうえで大切にしていること」であり、実践のプロセスの随所に行為として映し出されて

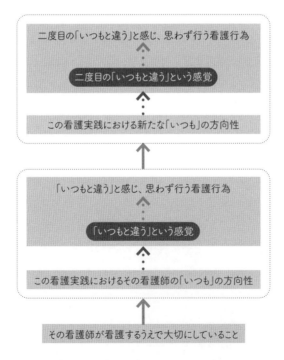

[図1]看護師の「いつもと違う」と感じ、思わず行う看護行為

　II…6人の看護師の「いつもと違う」と感じ、思わず行う看護行為の記述

いる。そこで、土台から上へと上がっていく図式で、その看護師の「いつもと違う」と感じ、思わず行う看護行為を説明しようと考えた[図1]。

　ここからは、その場・その時々の状況における「いつも」の様々なとらえ方も含めて、6人の看護師それぞれの「いつもと違う」と感じ、思わず行う看護行為を、以下のプロセスで記述する。

　①1人の看護師にとって「看護するうえで大切にしていること」を含む、看護師自身のバックグラウンドを記述する。

　②その看護師とその患者との間で営まれる相互作用を含む看護実践の場面を記述する。

　③その患者に対する看護実践において生じる「いつも」の方向性を記述する。

　④その状況の中で、「いつも」に基づいた患者の反応は、その看護師自身の「いつも」として可視化されないが、それを超越した「いつもと違う」患者の反応は、その看護師の感覚を通してその看護師自身に知覚される。

　⑤④で知覚された「いつもと違う」という感覚は、「いつもと違う」と感じ、思わず行う看護行為として可視化され、観察されうる。その可視化された感覚と行為を記述する。

　⑥⑤で記述された「いつもと違う」という感覚と、その感覚を抱き、思わず行う看護行為は、新たな「いつも」の方向性としてその看護師の身体に取り込まれていく。その新たな「いつも」の方向性を記述する。

　⑦新たな「いつも」の方向性をもって、継続してその看護師と患者との連続する相互作用は営まれていく。そこで新たに生じた「いつもと違う」と感じ、思わず行う看護行為として可視化された感覚と行為を記述する。

　なお、看護師の名前や患者イニシャルはすべて架空のものであり、個人が特定されることのないように配慮した表現となっている。

〈引用文献〉
1）——佐藤紀子：看護師の臨床の『知』—看護職生涯発達学の視点から，p.100-113, 医学書院, 2007.
2）——Kwant, R.C. : The Phenomenological Philosophy of Merleau-Ponty, Duquesne University Press, 1963.
　　滝浦静雄ほか訳：メルロー =ポンティの現象学的哲学, p.73-74, 国文社, 1976.

高橋さんの場合

1 高橋さんのバックグラウンド

　高橋さんは、臨床経験14年目の女性である。看護専門学校を卒業後、結婚、産休、育休をとりつつ、他病院で7年間の経験を積んだ。その後、家庭の事情で現在の居住地に移り住んでからは、住まいの近郊にある病院の同じ病棟で勤務しており、現在7年目である。

　他病院では急性期ばかりを経験しており、「常にバタバタしてるっていうか、動いてないとだめなんですよ。看護師は動けてナンボだと思ってます」「看護師って忙しいのが嫌いじゃないっていうか、急性期って悪くなるのもよくなるのも早いし、そのぶんバタバタしちゃうけど、バタバタしてみんなでわあっとやるのも大事っていうか」「患者さんの（言葉や行動の）ほんとの理由はなんだろうって、いつも探っていかないと」「うまくいかないことも多いけど、患者さんとかかわってるときに、よくなるのがわかるっていうのがいいね」と高橋さんは話している。

2 患者Kさんに対する看護実践

　高橋さんは、Kさんの病室を訪れる前から、「この人、術前からトラブル続きなんですよー。点滴がなかなか入んなくってね、すごい神経質になってる」「術前のトラブルのこともあるし、術後1日目だから、今日はKさんメインでいこうと思ってる」とやや緊張気味の表情で話し、その日の最初に検温に向かった。Kさんは70歳代の小柄な女性である。結腸切除術後1日目で、腹腔内に2本、肛門に1本のドレーンを挿入し、左手に持続点滴中である。

　訪室すると、Kさんは「痛い、痛い」と声を絞り出して、左手で腹部を押さえ

ていた。高橋さんはすぐに近寄り、Kさんのお腹に触れながら「ここですか？ お腹全体ですか？」と問うが、Kさんは「お腹も肛門も痛いんだよ！」と、高橋さんから目を背けて天井を見上げてどなった。さらにKさんは「肛門が痛くて痛くてしょうがない。トイレに行きたいんだよ！ トイレに行って座りたいんだよ！」と叫ぶと、腹部と肛門を交互に右手で押さえながら、ベッドの上に無理やり立とうとした。高橋さんは、Kさんの身体を押さえながらベッドに寝かせて、「自分1人で起き上がるのは危ないから、ベッド起こしますよ。ベッド起こしたほうがお腹に力入れなくていいから楽ですからね」と言い、電動ベッドをヘッドアップして、Kさんの体位を整えようと背中に手を添えた。

その後、このときのことを、離れたところで高橋さんにインタビューすると、「どなりまくっていきなりベッドの上に仁王立ちだもんね、びっくりした」「とにかく落ち着いてもらわないと」と話した。さらに続けて、「でも、痛くて身のおきどころのない人にじっとしてろっていうほうが気の毒だし、離床を早く進めないと、この人、不穏になりそうかなって、そんな感じかなと思うけど」と語った。

60度程度のヘッドアップの時点でKさんの頸部が急にガクッと脱力し、上体が横に倒れそうになった。高橋さんは「あっ」と小さく言うと同時に右手で上体を支え、左手で橈骨動脈を触知した。さらに高橋さんは、右手で上体を安定させつつ、電動ベッドのリモコンを操作して仰臥位に戻しながら、左手は橈骨

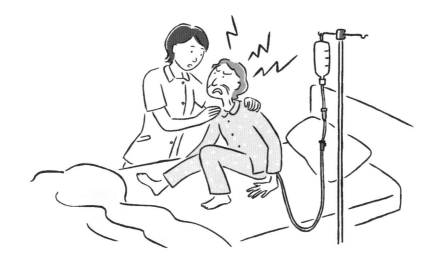

動脈を触知し続けた。仰臥位になるとすぐにKさんは、「目の前が急に真っ暗になったんだよ。すぐよくなった。ねえ、この肛門の管、1回抜いてまた入れ直すってことはできないの?」「よくなったからもう1回起きて、トイレに座ってみたいんだけど」と、真横にいる高橋さんの顔をのぞき込むようにして訴え続けた。その間、高橋さんはKさんの橈骨動脈を触知し、血圧を測定した。

　仰臥位になってバイタルサインが平常値に戻ったことを確認すると、高橋さんはKさんと目線を合わせ、ベッドサイドにしゃがみ込んで、「ちょっと落ち着いたかな。ねえKさん、いきなり起き上がってトイレまで歩くってね、今のKさんだとふらふらになっちゃうの。また急に苦しくなったり倒れちゃったりするかもしれない。だから、少しずつ身体をならして、今日の夕方にはベッドにちゃんと座れるようになれば、朝にはトイレにも座れるかもしれない。少しずつならしていこうね」と語りかけた。仰臥位で首を横に向けて高橋さんの顔をじっと見て話を聞いていたKさんは、「うん。だいぶ落ち着いた。いやあ、お腹と肛門がいっぺんに痛くなってパニックになっちゃった」と訪室時よりもかなり穏やかな表情で、高橋さんと目を合わせて話した。高橋さんは「Kさん、今はだいぶ落ち着いたみたいだから、後でもう1回血圧測って、ちょっとずつ起きる練習から始めようか」と伝え、いったん退室した。

　高橋さんは、他の担当患者の検温の合間にも「うーん、エピ(持続硬膜外麻酔カテーテル;術後の疼痛コントロールを目的として挿入されている)かな。出血って感じじゃないし。(硬膜外)麻酔、効きすぎてんだな、でも痛いんだよな」と独語していた。

　他の患者の検温を行い、20分後に再度Kさんの病室を訪れた高橋さんは、Kさんの顔をのぞき込むとすぐに、「これからまたベッドを少し上げて、そのまま座っていられるか確認しますね」と話した。それまで仰臥位で穏やかにうたた寝をしていたKさんの表情が一変し、険しくなった。高橋さんは「ちゃんと起きてもいいか、血圧見ながら確認しますね」と言うと同時に、Kさんの右上腕にマンシェットを巻き、左橈骨動脈を触知しながら15度程度ベッドをヘッドアップした。2分後くらいにKさんが「ふらふらする」と言うと、すぐに仰臥位に戻しながら、同時に血圧を測定した。収縮期血圧が60mmHg代まで低下しているのを確認し、Kさんに「うん、ちょっと背中の痛み止めの薬を調整してもらったほうが

いいね。こんなにめまいばっかりしてたらつらいもんね」と話した。Ｋさんは「背中のやつがなんかよくないの?」と高橋さんに尋ねた。高橋さんは「痛み止めなんだけど、効きすぎると血圧も下がっちゃうんだよね。Ｋさんにはちょっと効きすぎてるのかもしれないから、ちょっと待っててね。大丈夫。今日のうちにトイレに座れるようになるから」と話すと、Ｋさんは「今日のうちにトイレに? 座らせて。それがいちばんいいよ」と笑顔になった。高橋さんはその場でPHSを使って医師に連絡し、口頭指示で持続硬膜外麻酔の速度を半減した。

■■■■ 1　この看護実践における最初の「いつも」の方向性

　高橋さんは、Ｋさんの病室を訪れる前から「この人、術前からトラブル続きなんですよー。点滴なかなか入んなくってね。すごい神経質になってる」「術前のトラブルのこともあるし、術後1日目だから、今日はＫさんメインでいこうと思ってる」と話していることや、その日の最初に検温に向かっていることから、高橋さんにとって、術後1日目の患者が創部痛を訴えることは、この術式の術後1日目の「いつも」であった。それに加えて、神経質になっている術後1日目のＫさんの姿を訪室前から受け入れ、Ｋさんとのかかわりの中の「いつも」のこととしてかかわろうとしている。

■■■■ 2　一度目の「いつもと違う」という感覚

　高橋さんは、この術式の一般的な術後1日目の患者像に、「術前からトラブル続きで、すごい神経質になってる」という患者像を加えたＫさんの姿を想定し、その姿に焦点化してやや緊張しつつ、かかわろうとしている。ゆえに、創部痛は術後1日目の患者には十分に想定される症状の1つであり、「『痛い、痛い』と声を絞り出して腹部を押さえているＫさん」は高橋さんにとって「いつも」のことであったといえる。

　しかし、創部痛を訴えるＫさんは「お腹も肛門も痛いんだよ!」とどなり、「肛門が痛くて痛くてしょうがない。トイレに行きたいんだよ! トイレに行って座りたいんだよ!」と叫ぶと、腹部と肛門を交互に右手で押さえながら、ベッドの上に無理やり立とうとした。高橋さんはＫさんがベッドの上に無理やり立とうとする姿

を視覚でとらえ、この感覚とこれまでに想定していたKさんの身体との間に差異が生じた。「どなりまくっていきなりベッドの上に仁王立ちだもんね、びっくりした」という高橋さんの語りからも、Kさんのただならぬ姿という事実と、高橋さんの身体に同化した認識との間に間隙が存在することがわかる。術後1日目の創部痛や神経質になっているというKさんの姿は、想定されたいつも通りであったが、ベッド上に無理やり立ち上がろうとするKさんの姿に、高橋さんは「いつもと違う」と感じた。

■■■■ 3　一度目の「いつもと違う」と感じ、思わず行う看護行為

高橋さんは、無理やりベッドの上に立ち上がろうとしたKさんに対して、「身体を押さえながらベッドに寝かせて」「『自分1人で起き上がるのは危ないから、ベッド起こしますよ。ベッド起こしたほうがお腹に力入れなくていいから楽ですからね』と言い、電動ベッドをヘッドアップして、Kさんの体位を整えようと背中に手を添えた」という行為に至っている。こうした「いつもと違う」と感じ、思わず行う看護行為を、高橋さんは「痛くて身のおきどころのない人にじっとしてろっていうほうが気の毒だ」と振り返り、「離床を早く進めないと、この人、不穏になりそうかなって、そんな感じかなと思うけど」と語り、不穏が予測されるという新たな認識を後づけしている。

■■■■ 4　新たな「いつも」の方向性

高橋さんは「いつもと違う」と感じ、思わず行動したことで、不穏だけでなく転倒や転落を回避してKさんの安全を守ることができた。この先も、術後1日目で、肛門が痛くて神経質で不穏になりやすいKさんが安全に離床できるようにかかわることが、高橋さんのKさんに対する「いつも」のかかわりに加わった。

■■■■ 5　二度目の「いつもと違う」という感覚

「60度程度のヘッドアップの時点でKさんの頸部が急にガクッと脱力し、上体が横に倒れそうになった」Kさんの姿は、安全に離床できるようにかかわるという高橋さんの新たな「いつも」のかかわりとは逸脱し、そこに「いつもと違う」とい

う感覚が瞬間的に生じた。この瞬間に、高橋さんは「あっ」と小さく言っている。

■■■■ 6　二度目の「いつもと違う」と感じ、思わず行う看護行為

　高橋さんは「あっ」と言って、瞬間的に「いつもと違う」と感じると同時に、「右手で上体を支え、左手で橈骨動脈を触知」するという行為に至っている。この瞬間的な行為には、詳細な判断が介在したとは考えにくく、「いつもと違う」と感じ、とっさに動いた、つまり思わず手が出た行為だということがわかる。

　こうして二度の「いつもと違う」と感じ、思わず行う看護行為を経て、高橋さんはベッドをヘッドアップすることによって急激に血圧が低下した可能性が高いという、新たなKさんの身体に対する認識を付加し、以降の看護実践はより明確な意図をもって行われていることがわかる。このように、Kさんに対する「いつもと違う」と感じ、思わず行う看護行為を発端としつつ、徐々に明確な意図をもった看護実践へと変化したことによってKさんは落ち着きを取り戻した。高橋さんは急激な血圧低下に対する臨床判断をすると同時に、原因を特定し、医師に確認して持続硬膜外麻酔の速度を半減したことで、Kさんは安全に離床を進めることができた。

3　　患者Oさんに対する看護実践

　Oさんは侵襲の大きな開腹術後5日目の50歳代の女性である。高橋さんは、廊下で電子カルテを見ながら「この人は術後5日目だし、若いからまあ大丈夫かなあ。あれ、でもご飯食べられてないのか、ちょっと気になる」「全然歩いてないみたいだな。ドレーンはまだ抜けてないから嫌がるかな、でも歩いてもらわないとね」とつぶやきつつ、足早にOさんの病室に向かった。

　高橋さんは、ひと通りのバイタルサインを測定すると「バイタルは異常なし、と」とつぶやいて、Oさんに「血圧は問題ないんだけどね、ご飯食べれてないのね」と話しかけながら、ベッドサイドにしゃがみ込んで臥位のOさんと目線を合

わせた。〇さんは「うん。そうなの。ご飯はちょっとまだ。食べる気にならなくて少しだけ。おかずとデザートは食べました。手術してすぐだし、そんなに食欲もないんですよ」と話した。

　〇さんは術後5日目ではあるが、腹腔内ドレーンが3本挿入されており、うち1本は低圧持続吸引器につながっている。さらに左手に持続点滴中で、右手にもロックされてはいるが静脈内注射用ルートを1本挿入中である。高橋さんは、右向きで寝ている〇さんのベッドサイドで絡まっているドレーンや注射のルートを整理しながら、「大変ですよね。こんだけ管があっても食べたり歩いたりするのって」と話した。そして高橋さんは静かにすっと〇さんの腹部をパジャマの上から触りながら、「〇さん、歩けてますか?」と尋ねた。〇さんは「ううん、あんまり。だるいし、管がたくさんあるし。先生は歩けっていうんだけど、こんなに管がいっぱいあると、トイレ行くだけで疲れちゃう」と話した。

　高橋さんは〇さんの話を「うん、うん」と言いながら聞き、腹部に触れつつ、周囲を目線だけでせわしなく見回していた。やがて高橋さんは〇さんに「あっ、〇さんお通じって出てる? もしかしたら、術後一度も出てないんじゃない?」と話すと同時に、「ちょっとお腹の音、聴きますね」と言って、腹部の聴診をし、それが終わるといったん立ち上がって、その場で電子カルテを見た。そして〇さんの排便が術後に一度もないことを確認すると、再びしゃがみ込んで「〇さん、お腹ね、弱いけどちゃんと動いてたよ。やっぱり運動しないと動きが弱くなっちゃう。お通じ出たら少しは食欲出るかもしれないし。お通じ出したほうがいいね。お通じのことは下剤で調整するように先生に言っとくね。下剤、今日寝る前に飲めるようにしとく。だから今からちょっと歩いてみよう」と〇さんに促した。〇さんは「うん。食べてないから気にしてなかったけど、そういえばお通じ出てないね。お腹も張ってるし。全然動いてなかったけど動かないとね。先生も歩けっていうし。便秘にいいのよね。いっしょに歩いてくれる?」と高橋さんに話した。高橋さんは「うん、そうですね。じゃ、今から私がちょっと管とかいっしょに持つから、歩きましょう」と言って、ルート類を整理した。〇さんはベッド柵につかまりながら、ゆっくりと右側に端坐位になった。高橋さんは、〇さんが端坐位になったのを見て、「うん、しっかり座れてる。大丈夫」と言い、〇さんが靴を履こうと

するのを手伝いつつ、ちらちらとOさんの顔を見ていた。

　突然、Oさんが「ねえ。歩くのはいいんだけどね。歩くと痰が出るのよ。咳すると
お腹の傷が痛くて。傷痛くて、痰、出しにくいのよね。だから歩くと痰が出て
つらいの」と話した。さらに「傷が痛くてお腹に力が入らないから、ずっと喉のと
ころに痰が引っかかってる感じがして」と繰り返した。高橋さんは、端坐位で話
しているOさんに目線を合わせてうなずき、「今、胸の音も聴いてみるね。痰
が喉に引っかかってるのは気持ち悪いですね」と話しながら、胸部の聴診をし
た。「胸に痰が溜まってる感じはないから、喉のところまで痰が出てきてるんだ
けど、咳するのに力が入んないから痰が出ないんだね。痰の切れがよくなるよう
な吸入とか、先生に相談してみるね」と返答し、その場で医師にPHSで連絡を
して、（口頭指示で）吸入薬が処方された。Oさんは電話をいっしょに聞きながら、
「ああ、そうしてもらえると助かるわあ」「痰が出せるようになったら、ちょっと歩
いてみようかな」と、端坐位のまま高橋さんを見て、笑顔になった。

　高橋さんはいったん廊下に出ると、ネブライザーをセットしてすぐに戻ってき
た。その場で吸入を実施した。Oさんは吸入しながら、「痰が出せるようにな
ると助かる」と何度も話していた。高橋さんは「傷をこうやって手で押さえながら
咳すると、痰が出しやすいんですよ。こうやって手で傷をカバーする感じで押さ
えて、余計な力が入んないようにしてね」と、Oさんの右手を持って、パジャマ

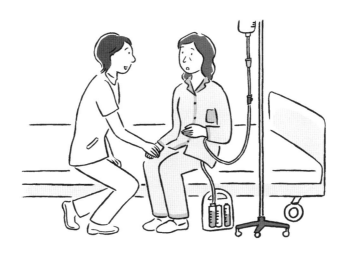

の上から創部付近に当てながら話した。Oさんは「歩くと痰が出るから、傷が痛くて嫌だったの。吸入すると喉に引っかかってたのが取れるのね、ほんとに。すごい楽になった。痰の出し方も教えてもらえたし、よかった」「今、歩けると思う。痰出たし。管、持ってくれる?」とOさんは自ら高橋さんに歩く意思を伝えた。高橋さんは「はい、もう持ってますよ」と笑顔でルート類を持ち、Oさんのペースに合わせてゆっくりと立ち上がり、歩き始めた。高橋さんはOさんと歩きながら、「Oさん、痰のことが気になってたんだね。わかってよかった。もう痰出すとき痛くないから、これからもう少し歩きましょうね」と話した。Oさんは「うん、ありがとう。高橋さんのおかげで助かりました。先生にも言われてるし、歩かないと」と笑顔で返答した。廊下歩行後に帰室した。Oさんはしばらく端坐位でいると話し、高橋さんはルート整理をして退室した。

　高橋さんに、Oさんの腹部を不意に触ったのはなぜかと尋ねると、「なんとなく、です。この人、食べれてないな、離床も進んでないなって思って。なんとなく」と話した。さらに、なぜ便秘であることを急に言い出したのかを尋ねると、「お腹触ってたらちょっと変な感じで」「だからお腹の音聴いてみたら弱くて。カルテ確認したら、やっぱり術後1回も便が出てなくて。ああやっぱり便秘なんだと思って。術後5日目にしては管も多いんだけど、離床も遅れてる感じだったし」と返答した。さらに続けて、高橋さんは「Oさん、話してる途中で、歩かない理由がルートとかお腹とか、そういうの以外になんかあるんだろうなあって思ったんですよ。なんかね、勘みたいなもんですけど」「患者さんが何が理由で術後の予定通りにいかないかって、看護師がちゃんとわかってないと、離床が遅れちゃうんですよね。(離床が遅れている)ほんとの理由はなんだろうって探っていかないと」と語った。

■■■ 1　この看護実践における最初の「いつも」の方向性

　高橋さんは、Oさんの病室を訪れる前から「この人は術後5日目だし、若いからまあ大丈夫かなあ。あれ、でもご飯食べられてないのか、ちょっと気になる」「全然歩いてないみたいだな。ドレーンはまだ抜けてないから嫌がるかな、でも歩いてもらわないとね」と話していることから、この手術の一般的な術後5日

目の身体状況という「いつも」にこれらの情報を加えて、術後5日目のOさんという患者像を想定し、それを高橋さんがOさんをみる最初の「いつも」の方向性としている。

2　一度目の「いつもと違う」という感覚

　離床が遅れて食事摂取量の少ない術後5日目のOさんの姿は、高橋さんにとっては「いつも」の内にある。さらに術後5日目にはバイタルサインは安定し、ドレーン排液量もかなり減少してくることが一般的な経過であることから、これも「いつも」の内にある。しかし高橋さんは、「ほんとの理由はなんだろう」と、離床が遅れている原因を意図的に探し始める。そして腹部に触れつつ、周囲を目線だけでせわしなく見回しながらOさんとかかわっていた高橋さんは、「あっ、Oさんお通じって出てる？ もしかしたら、術後一度も出てないんじゃない？」と話した。Oさんの腹部に触れるという触覚を通して、高橋さんは「いつもと違う」と感じたのである。

3　一度目の「いつもと違う」と感じ、思わず行う看護行為

　高橋さんは「いつもと違う」と感じると同時に、「ちょっとお腹の音、聴きますね」と言って、腹部の聴診をし、それが終わるといったん立ち上がって、その場で電子カルテを見る、という行為をしている。その結果、術後5日目まで便秘であることを確認し、腸蠕動が弱くて離床が遅れているという情報が加わり、「Oさん、お腹ね、弱いけどちゃんと動いてたよ。やっぱり運動しないと動きが弱くなっちゃう。お通じ出たら少しは食欲出るかもしれないし。お通じ出したほうがいいね。お通じのことは下剤で調整するように先生に言っとくね。下剤、今日寝る前に飲めるようにしとく。だから今からちょっと歩いてみよう」とOさんに促す、という行為につながっている。

4　新たな「いつも」の方向性

　離床の遅れが便秘や腹部膨満感につながっており、それが食欲の低下と食事摂取量低下につながっていることが明確になり、医師に緩下剤を処方しても

らい、離床を促すという行為に至った。腸蠕動を促すためにも、順調に離床を進められるようにかかわることが、高橋さんにとっての「いつも」の方向性である。

■■■■■ 5　二度目の「いつもと違う」という感覚

　Oさんは「全然動いてなかったけど動かないとね。先生も歩けっていうし。便秘にいいのよね。いっしょに歩いてくれる?」と、納得して自ら動こうとした。このOさんの行為は、高橋さんにとっては新たな「いつも」の方向性であった。高橋さんはOさんが自らゆっくりと端坐位になるのを見守り、「うん、しっかり座れてる。大丈夫」と言いながら、ちらちらとOさんの顔を見ていた。このときに高橋さんは、「歩かない理由がルートとかお腹とか、そういうの以外になんかあるんだろうなあって思ったんですよ。なんかね、勘みたいなもんですけど」とOさんから感じ取っていた。つまり、高橋さんが新たに認識したOさんの身体と、実際のOさんの姿にわずかな差異を感じ取っていたのである。

　さらにOさんは、「ねえ。歩くのはいいんだけどね。歩くと痰が出るのよ。咳するとお腹の傷が痛くて。傷痛くて、痰、出しにくいのよね。だから歩くと痰が出てつらいの」「傷が痛くてお腹に力が入らないから、ずっと喉のところに痰が引っかかってる感じがして」と繰り返し話した。こうして、腸蠕動を促すために順調に離床を進めようという方向性に向かっていた高橋さんは、「いつもと違う」と感じるに至った。

■■■■■ 6　二度目の「いつもと違う」と感じ、思わず行う看護行為

　高橋さんはOさんの「ねえ。歩くのはいいんだけどね。歩くと痰が出るのよ。咳するとお腹の傷が痛くて。傷痛くて、痰、出しにくいのよね。だから歩くと痰が出てつらいの」「傷が痛くてお腹に力が入らないから、ずっと喉のところに痰が引っかかってる感じがして」という発言を聞くと同時に、「今、胸の音も聴いてみるね」と胸部を聴診し、「咳するのに力が入んないから痰が出ないんだね」と、Oさんの離床が遅れた原因を聴診という行為によって確定した。さらにその場で医師に連絡し、吸入薬を処方してもらったり、ネブライザーをすぐにベッドサイドに持参して、その場で吸入を実施するという看護実践に至った。

離床によって痰の排出が促進されるにもかかわらず、創部痛で咳嗽がうまくできないOさん、という新たな「いつもと違う」という感覚を抱くことで、吸入の実施という看護実践に至り、それによってOさんは「今、歩けると思う。痰出たし。管、持ってくれる?」と高橋さんに自ら伝え、離床を促進することにつながった。高橋さんの「患者さんが何が理由で術後の予定通りにいかないかって、看護師がちゃんとわかってないと、離床が遅れちゃうんですよね。(離床が遅れている)ほんとの理由はなんだろうって探っていかないと」という語りにあるように、高橋さんの看護に対する考え方そのものが、「いつもと違う」と感じ、思わず行う看護行為として現れ、それはOさんにとって適切な看護実践につながっていることがわかる。

小林さんの場合

1 小林さんのバックグラウンド

　小林さんは、臨床経験15年目の女性である。看護短期大学卒業後に他病院で勤務した後、現在所属している病院に移ってきた。ずっと急性期の病院に勤務しており、皮膚・排泄ケア認定看護師となった。現在は皮膚・排泄ケア認定看護師として院内全体からオーダーを受けての活動と、病棟所属のスタッフとしての通常業務とを並行している。認定看護師としての業務の調整をはかるため、チームには属さずに、その日の病棟の状況に合わせて日々のスタッフ業務を行っている。

　小林さんは、「褥瘡は看護師の恥だと長い間思っていたけど、在宅でどうしようもなくなった褥瘡とか、どんなにがんばってもちっともよくならない創傷とか見てきたから、恥だといって隠してる場合じゃないと思って」「今はいろんな薬とかドレッシング材とかが出てて、難しい傷でもこっちのケアでどうにかなりそうなのも多いし」という直接的な動機だけでなく、「もっとこう勉強したいな、とか、自分の強みもちたいなっていうんですかね、そういうのがいちばん強かったかな」という動機から、皮膚・排泄ケア認定看護師教育課程を受講するに至った。「今は普通にスタッフとしてこう勤務してますけど、私はWOC（Wound Ostomy and Continence；皮膚・排泄ケアのこと。以下、WOC）の認定看護師なんだって意識してます」「ただ、チームに所属してないので、どの患者さんともかかわりが浅くなるっていうか、今までの看護のつながりがわからないから結構苦労してますよ」「やっぱり患者さんが回復していくことをお手伝いしたいっていうのが原点です」と小林さんは語っている。

2 患者Tさんに対する看護実践

　小林さんは、決められた点滴や処置の準備を済ませると、電子カルテワゴンにそれらを並べ、すぐに廊下を歩き始めた。廊下を歩いていると、回診中の医師たちとすれ違った。小林さんは、「あの先生、これからTさんのところに行くかな。だったら私もいっしょに傷、見させてもらおう」「今日担当する患者さんたちの情報、全然もってないから」「いつもコロコロとチームが変わって、どっちのチームの患者さんのこともよくわからないんだよね」とつぶやいて、電子カルテを見ながら術式と手術日をメモしつつ、Tさんの病室を訪れた。Tさんは膵頭十二指腸切除術後8日目の70歳代の女性である。

　小林さんは、Tさんのベッドサイドの右側に中腰になって、「手術してから1週間ですね。ちょっとひと通り見せてもらっていいですか」と話し、Tさんの寝衣を開いて腹帯を外し、創部の位置と挿入物を視認して確認した。そして、Tさんに挿入されている腹腔内ドレーン2本(うち1本は低圧持続吸引中、もう1本はドレーンバッグにつながっている)と右手背に挿入されている点滴のルートを視認しながら、持続吸引中のドレーンを手で軽く持ち上げて、「こっちのドレーンはまだ持続で吸引してんのかあ。なんでだろ。術後8日目だよね」とつぶやいた。

　そこへ先ほど廊下ですれ違った医師たちがTさんのところへ回診に来た。医師が仰臥位で腹帯を開いたまま寝ているTさんのガーゼを除去し、腹部切開創とドレーン挿入部を見て、「Tさん、傷はもうだいぶいいからね。もうすぐ退院になるから」と話した。小林さんは、医師の診察の介助に入りながら、「先生、私にも創をちょっと触らせてくださいね」と言い、診察後に腹部切開創周囲とドレーン挿入部周囲に触れ、「腫れてもないし、熱感もないし。傷は治ってきてますよね」と医師に話した。小林さんは続けて「左のはバッグにつないでるけど、右のはもう排液量も少ないし、持続で引かなくてもいいんじゃないんですか? 持続やめてボトルに変えてもいいですか?」とその場で医師に尋ねた。医師はすぐに小林さんに「あ、そうだね。そうしよう」と、口頭指示を出して退室した。小林さんは中腰のままで、ガーゼをテープで留めながら、Tさんに「こっちの管

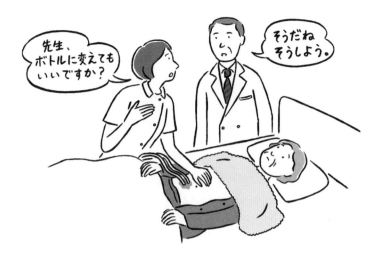

はもう器械につながなくてもよくなりましたよ。だいたいこの手術を受けた人は、順調にいけばこっちの管が1週間くらいでこうやって小さなボトルに変わっていくんですよ」と言って低圧持続吸引器とドレーンバッグを外し、小さなボトルに変えた。Tさんは「うん、なんか順調にいってるみたいでホッとしたわ。年とってからこんな大きな手術したでしょ。ずいぶん苦しかったのよ。うれしいわ」と、笑顔で小林さんの顔を見上げて話した。

　小林さんは、テープを留め終わるとベッドサイドに座り込んで、「Tさん、この手術大変でしたよね。でもこんなに回復してきましたからね。もうこの重い器械も外していいっていうことになったし。ほんとによかったですね」と笑顔で話した。さらに「もう少し、ガーゼの周りとかお腹全体を見させてくださいね」と言い、座り込んだまま創部以外の側腹部に両手を使って触れた。それまで笑顔だった小林さんの表情が引き締まり、笑顔が消えた。「うん？　少し張ってる？」と小林さんはつぶやくと、そのまま腹部を聴診した。Tさんは少し緊張した表情でじっと天井をみつめていた。聴診が終わった小林さんは、「Tさん、ちょっとお腹張ってるんだけど、最近ちゃんとお通じ出てる？」と尋ねた。Tさんは「そうなの。ちょっとお腹が張ってるの、気になっててね。大丈夫かしらねえって。でもさっき先生はなんにも言わなかったからいいのかなって。お通じ、昨日くらいからちゃんと出てるんだけど、どうも便秘気味なの」と、小林さんの顔をじっとみつめて話

した。小林さんは、Tさんの腹帯を巻いて、パジャマを元に戻しながら、何度も「うん、うん」と声に出してうなずいてTさんの話を聴いていた。

　小林さんは、Tさんにしっかりと目線を合わせて、「Tさん、手術して1週間経つけど、歩いてますか?」と尋ねた。Tさんは眉間にぐっとしわを寄せて目を細め、「歩いてるんだけど、今朝は歩こうと思って起きたらめまいがしたから、まだ歩いてないの」と話した。小林さんは「そうですか。こんだけ管があったら、1人じゃ心配になっちゃいますよね」「心配なら、私、今からいっしょに歩くけど、どうかな」とTさんに伝えた。Tさんの眉間にしわを寄せた表情が穏やかになり、笑顔になった。そしてTさんは「今からいっしょに歩いてもらっていいかな」と、自らベッドに端坐位になった。小林さんは「あの器械があったから、1人で歩くの大変でしたよね。でもこれからはこんなに小さくなったから大丈夫」「こうやって、管を点滴の棒にまとめて持つと歩くのも楽だし、引っ張られないですよ」と言いながら、ドレーン類のまとめ方をTさんに説明した。Tさんは小林さんの手元をみつめ、大きくうなずきながら話を聴き、「わあ、助かるわあ。これがいちばん困ってたの」と笑顔になり、そのまま自ら立位になって、右手にドレーン類と点滴をまとめた点滴棒を握って、ゆっくり歩き始めた。小林さんは「あ、Tさん、いい調子じゃないですか。その調子で歩きましょう」と、Tさんの右横に並んでいっしょに廊下に出て、そのまま歩いていた。

　やがて小林さんは、「Tさん、管とか点滴はこうすれば、もう自分で歩けますよね。歩き方はすごく上手なので、このまま無理のない程度にがんばって歩きましょうね」「でも、あんまり急に張り切っちゃうと疲れちゃうから、無理しないでね」と声をかけた。Tさんは「うん、ありがと。これ(点滴棒)のいいやり方教えてもらったし、めまいもしないから大丈夫」と笑顔で話し、その後はTさん1人で廊下を往復していた。

　小林さんはTさんからいったん離れ、ナースステーションに戻って電子カルテに書き込んでいたが、体温表を見ていた小林さんは唐突にその場で医師に電話をし、シャワー浴の許可をとった。そして、まだ廊下を歩いていたTさんのところに向かい、「Tさん、随分歩けますね。それで今日からはなんと、シャワーにも入れます」と話した。小林さんが近づいてきたときには笑顔だったTさ

んは、その話を聞くとみるみる眉間にしわを寄せて表情が険しくなり、「えっ、まだ大きな傷があるし、管あるし……」と小声でつぶやいて、下を向いた。小林さんは下を向いたTさんの前にしゃがんで顔をのぞき込むと、「大丈夫。そのために私がいるんだから。私もいっしょにシャワーに入りますよ。傷を治すためにも、シャワーしたほうがいいんですよ」と話した。Tさんはうれしそうな笑顔になり、「小林さんにはほんとにお世話になって。この管のことといい、シャワーのことといいねえ。歩くのもね。私、いい年して、こんな大きな手術したでしょ。だから回復が遅れてるんじゃないかって。ほんと、よかったわあ」と話した。小林さんが「いえいえ。大きな手術だから大変でしたよね。でもこの手術を受けた患者さんの一般的な経過をちゃんとたどってます。安心してもらっていいですよ」と笑顔で話すと、Tさんは「午前中はがんばってもう少し歩くから、お昼の後にシャワーでもいいかしら」と話し、廊下歩行を続けた。

　そのまま午後からのシャワー室の予約に向かった小林さんは、「チームがコロコロ変わって、どっちのチームの患者さんのこともよくわからないから困ることは困るんですよ。でも、術式と手術日がわかれば、今どんな感じかだいたいわかるし。それが経験じゃないかな。それで、この人みたいによくわからない持続吸引がついてたり、離床が遅れてたりすると、前の人、何してたんだろうって記録見たりして。あとは患者さんのところでひと通り自分の目で確認してくしかないですよ。まあ、なんていうんですかね、若い人と違うっていうか、前の人と同じことをするっていうのではなくて、術式と手術日から今日はこんな感じっていうところにもっていかないと。そこらへんは経験でカバーしてかないとしょうがないんですよね」と語った。さらに、「そうやって前の人と同じことをして離床が遅れれば、それだけ入院も延びて、結局患者さんも病院も困るじゃないですか。そういうここの病棟の雰囲気、どうにかするのも私の仕事かなと」と話した。

■■■■■ 1　この看護実践における最初の「いつも」の方向性

　小林さんは、「今日担当する患者さんたちの情報、全然もってない」「いつもコロコロとチームが変わって、どっちのチームの患者さんのこともよくわからないんだよね」と不満を抱きつつも、その日に担当する患者の術式と手術日をメ

モしながら、その日の自分なりの優先順位や患者とのかかわり方を決めるのが「いつも」の行為である。

■■■■ 2　一度目の「いつもと違う」という感覚

術後8日目の患者Tさんの右側の腹腔ドレーンが低圧持続吸引されていることが、小林さんにとって「いつものこの手術の術後8日目の患者像」と異なる「いつもと違う」という感覚であった。

■■■■ 3　一度目の「いつもと違う」と感じ、思わず行う看護行為

「いつものこの手術の術後8日目の患者像」とは異なると感じ、回診中の医師といっしょにWOCとして腹部を触診しながら、低圧持続吸引器を外す指示をもらって低圧持続吸引から小さなボトルに変える、という一連のことが、小林さんが「いつもと違う」と感じ、思わず行った看護行為である。

■■■■ 4　新たな「いつも」の方向性

低圧持続吸引から小さなボトルに変えて離床を進める、という「いつものこの手術の術後8日目の患者像」に近づけられたTさんの姿は、小林さんにとって新たな「いつも」の姿となった。その新たな「いつも」の姿のTさんに対して、創部周辺にトラブルはないかを観察するのが、小林さんにとっての「いつも」の行為である。

■■■■ 5　二度目の「いつもと違う」という感覚

小林さんは創部以外の側腹部を両手で触診していたが、それまで笑顔だった表情が引き締まって笑顔が消えた。「うん？　少し張ってる？」というこの瞬間が小林さんの二度目の「いつもと違う」という感覚であった。

■■■■ 6　二度目の「いつもと違う」と感じ、思わず行う看護行為

小林さんは、Tさんの腹部を触り「いつもと違う」と感じると同時に、腹部を聴診するという行為をしている。さらに、排便の状況や離床の状況をTさん本

人に確認するという行為も同時にしている。これらの「いつもと違う」と感じ、思わず行う看護行為によって、Tさんの離床が遅れていることを確認した小林さんは、ドレーンのまとめ方と歩き方を説明すると、いっしょに歩くことを提案した。一つひとつの小林さんの行為は、Tさんが自分の内で不安に思っていた事柄と一致し、すべての小林さんの行為はTさんの不安を払拭することにつながっていった。

　こうして二度の「いつもと違う」と感じ、思わず行う看護行為を経て、小林さんはTさんの離床の遅れに焦点を当てて、以降の看護実践をより明確な意図をもって行っていることがわかる。小林さんは、「この手術のいつもの術後〇日目の患者の姿」と異なることに対するアプローチの方法をもち、それを「経験でカバーしていく」と語っている。さらに小林さんは、「私はWOCの認定看護師なんだって意識してます」という信念や、「前の人と同じことをして離床が遅れる」ことに対して自身の確固とした考えをもち、そうした信念や考えを基盤として突き動かされていることもわかる。

3　患者Eさんに対する看護実践

　腹部外傷で緊急に一時的人工肛門造設術を受けたEさんは、術後5日目の30歳代の外国籍の男性である。夜勤者からは、Eさんは家族も含めて英語圏の人ではないことや自費診療となること、術後から発熱が継続していること、腹部正中創から膿が排出されていること、昨日から水分摂取が少量のみ可となっていることが小林さんに伝達された。

　ひと通り申し送りを受けた小林さんは、「うん、私、WOCだからね。この人どうにかしないとね。早く退院しなきゃいけない人だし」と言いながら、Eさんの病室を最初に訪れた。小林さんを見るや否や、ファウラー位となっていたEさんは寝衣をまくり上げて腹帯を自ら外し、小林さんに創部を見せながら、点滴の入っている右手で正中創を指さして顔をしかめた。小林さんは「あ、言葉は通じないのか。英語なら少しはわかるかな」とつぶやいて、「そこ、pain？ 痛

いの?」と言いながら、Eさんの正中創周囲を手で触れた。Eさんは「イタイイタ
イ」と片言で言い、ファウラー位のまま頭を浮かせて腹部をのぞき込むようにし
て、じっと小林さんの顔と創部を交互にみつめていた。創部は正中創と左下腹
部ストーマ創である。小林さんは、正中創周囲を見ながら両手で触れると同時
に、「あ、腫れてるし、熱もってるし、これ感染してるわ。どうにかしないと痛い
よね」「熱もここからかな? ストーマの傷はちゃんとくっついてきてるかな?」「一
時的ストーマだからなあ、緊急でつくったから場所も悪いし、くっつき悪そうな
んだよなあ」と言いながら、正中創のガーゼだけでなく、左下腹部のストーマ創
部の周囲に触れつつ、ストーマ縫合部を視認して確認した。そして小林さんは、
「ストーマは少し出血してるけど傷はそんなに悪くないし、さてどこからやってこ
うか」とつぶやき、小林さんの手元をのぞき込んでいるEさんの顔を見た。そし
てEさんに、「ここ(と言いながら、正中創を右示指で指す)、ちょっと痛い? ドクターに
言っておきますね」とジェスチャーを交えて伝えた。Eさんは小林さんの顔をみ
つめて、何度もうなずいた。

　小林さんはさらに続けて、「それで、こっち(ストーマ創部を右示指で指す)は、セル
フケアしなくちゃいけない。やり方を教えるので、退院までに覚えてください」
と話した。Eさんは「んー」と言いながら、メモとペンのジェスチャーをした。小
林さんは「あ、通じてないのね。んー、どうしたら通じるかな」とつぶやいて、数
秒間、腕組みして眉間にしわを寄せていたが、すぐに「こっちね(ストーマを右示
指で指して)、Eさんが自分でチェンジする」と言いながら、Eさんの両手をストー
マのところへもっていき、再度「自分でチェンジする、ね」「やり方、教えるから」
と話した。Eさんは自分とストーマとを交互に指さしながら、うなずいた。小林
さんは「どうやら自分でしなくちゃいけないことはわかったみたいだから、今日
はとりあえず私がやって、後でセルフケアのパンフレットをEさんの言葉に翻訳
して書き直して渡せばできそうかな」とつぶやき、Eさんに「今から、私が(自分を
指さして)チェンジしますね」と言った。そして「こっち向いて座って」と言いながら、
ジェスチャーで端坐位を示し、Eさんはそれにならって右端坐位となった。小林
さんは、ストーマケアを開始した。

　　小林さんは、ストーマのサイズを測ると、カッティングゲージで型紙をとってス

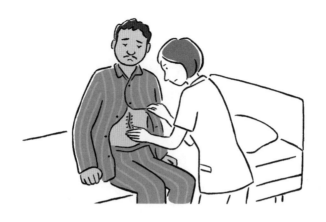

トーマの台紙に書き写した。台紙とはさみをEさんに手渡し、台紙の線を示指でなぞりながら、「この通りにカットね」と言うと、Eさんは自ら台紙をカットし始めた。それが終わると、小林さんはストーマの輪郭に当てて台紙に開けた穴のサイズを再確認して、ストーマを貼り替えた。Eさんは「ファーストタイム」と言いながら、左下腹部をのぞき込んで、小林さんの行うストーマケアをじっと見ていたが、Eさん自身がカットしたサイズで貼り替えられたのを見て、はさみのジェスチャーをしながら「グッド」と言い、笑顔になった。小林さんは「大きさ、ピッタリだね。グッドグッド」とEさんの顔を見ながら笑顔で話した。Eさんは鼻歌を歌って「グッドグッド」と言っていたが、小林さんはその間に「うん、若いし、なんとかできそうじゃない。よかった」「で、問題は正中創」とつぶやくと、再びEさんの顔を見て、「ここ（正中創）、今から先生に診てもらうね。ドクター、来ます」と話し、Eさんが神妙な顔をしてうなずくのを確認し、Eさんにファウラー位に戻るようジェスチャーで伝え、腹帯をせずにいったん退室した。

　小林さんは、回診中で廊下を歩いている主治医をみつけるとすぐに、「正中創が感染してるみたいなんですよね。アイテル（膿）も出てるし、熱感も腫脹もあるし。本人もずっと発熱してるし。今お腹（腹帯を）開けてあるから、ちょっといいですか？」と主治医に伝えた。主治医はそのまま小林さんといっしょに、ファウラー位で臥床しているEさんの病室を訪れ、すぐに正中創とストーマ創部を診察した。Eさんは医師と小林さんの顔を交互にのぞき込んでいた。医師は「うん、ここ、お薬始めよう」とEさんに話し、医師は小林さんに抗生剤の点滴を始める

ことをその場で伝えた。

　主治医が退室すると、小林さんは正中創をガーゼ保護しながら「Eさん、ドクターに診てもらえてよかったですね。お薬始まりますよ」と話した。そして「退院までに治るといいですね」と話しながら腹帯を巻き終えると、それまで不安そうな表情だったEさんは、小林さんの顔をみつめて「ありがとう」と笑顔で話した。小林さんは退室し、廊下で「どこまで言葉が通じてんのかわかんないけど。でもストーマケアは、なんとか覚えて帰ってもらわないとね」「パンフレットの翻訳、早く頼んだほうがいいな」とつぶやき、ナースステーションに到着するとすぐに医療通訳者に直接電話をして、パンフレットの通訳を依頼した。

　限られた入院期間中にEさんはセルフケアをできるようになるのか、と小林さんに尋ねると、「うん、どうだろう。でもEさん、今日初めて創見たって言ってたけど、まだあんなに腫れてるストーマ見てもビビってなかった。受け入れも悪くなかったし、はさみも器用に使えてたし、若いから覚えも早そうだし、普通に考えればよくできたほうだと思う。あとは言葉だけど。パンフレットにEさんのわかる言葉で書いてあれば、それ読んでどうにかしようとするんじゃないの、きっと、と思うんだよね」「あと、あっちの国の病院にも、紹介状といっしょに看護サマリーも通訳してちゃんと送ってもらうように今から手配するし。正中（創）もあの調子だと治らないまま退院になるけど、あっちの国に帰っても傷が治ってなかったら病院行くでしょ、お金なさそうな感じじゃないし」「この病院、外国人の患者さん結構来るんですよ。英語通じない人も結構来る。外国人のこの人みたいな人たちに、私たちができることって確かに限界あるけど。でもちゃんとセルフケアできるようになってほしいし、できるってこっちが思って、できる限りの支援をして、臨機応変に対応していくことも大事なんじゃないかな」と話した。

■■■■ 1　この看護実践における最初の「いつも」の方向性

　Eさんがこの手術の術後5日目の一般的な経過をたどっておらず、術後から発熱が継続していること、腹部正中創から膿が排出されていることは、小林さんにとって、「うん、私、WOCだからね。この人どうにかしないとね。早く退院しなきゃいけない人だし」と話しているように、小林さん自身がEさんのストーマ

ケアに関心を寄せ、WOCとして存在することに奮起し、そこに「いつも」を見出している。

2　一度目の「いつもと違う」という感覚

Eさんは術後から発熱が継続し、腹部正中創から膿が排出されていることは、WOCである小林さんにとっては「いつも」の範疇にあった。しかし、小林さんは実際にEさんの正中創周囲を見ながら両手で触れると同時に、「あ、腫れてるし、熱もってるし、これ感染してるわ。どうにかしないと痛いよね」と、視覚と触覚で瞬時に創部の感染徴候をとらえた。実際の正中創の状態は、小林さんの想定を超えた「いつもと違う」感覚として刻まれたことがわかる。

3　一度目の「いつもと違う」と感じ、思わず行う看護行為

実際の正中創の状態は、小林さんの視覚と触覚を通して「いつもと違う」と感じられた。それと同時に、小林さんはそのまま続けて正中創だけでなく、左下腹部のストーマ創部の周囲に触れつつ、ストーマ縫合部を視認するという行為に至っている。これは、正中創周囲で小林さんが視覚と触覚でとらえた腫脹と熱感が感染徴候を示していることから、瞬時にストーマ創部の感染徴候も確認するという行為に至ったのだということがわかる。

4　新たな「いつも」の方向性

WOCとして存在することに奮起し、そこに「いつも」の方向性を見出していた小林さんは、正中創の感染徴候を視覚と触覚を通してとらえ、同時に左下腹部のストーマ創部の感染徴候はどうなのかを確認していた。こうした小林さんの「いつもと違う」という感覚から連なる行為から、正中創の感染徴候とストーマ創部は感染していないということを新たな「いつも」の方向性とするとともに、小林さんはWOCとしてそこに存在するという、依然として強い「いつも」の方向性を示していることがわかる。

■■■■■ 5　二度目の「いつもと違う」という感覚

　ここまでは小林さんの感覚で「いつもと違う」をとらえることができてきたが、セルフケアの説明をしはじめると、Eさんは「んー」と言いながら、メモとペンのジェスチャーをした。言葉が通じていないことを小林さんは新たに視覚と聴覚でとらえた。このことは、小林さんにとっていつものストーマセルフケア指導とは異なり、「いつもと違う」という感覚となった。

■■■■■ 6　二度目の「いつもと違う」と感じ、思わず行う看護行為

　小林さんはEさんとの間で言葉が通じていないと感じると同時に、「こっちね（ストーマを右示指で指して）、Eさんが自分でチェンジする」と言いながら、Eさんの両手をストーマのところへもっていき、再度「自分でチェンジする、ね」「やり方、教えるから」と話した。Eさんは自分とストーマとを交互に指さしながら、うなずいていた。言葉が通じないという「いつもと違う」という感覚を抱くと同時に、小林さんは方法を変えて意思を伝えるという行為をしている。

　こうして小林さんは、WOCであるという高い意識と専門性をもとにした、「いつもと違う」と感じ、思わず行う看護行為を経て、Eさんのセルフケア習得の目途を立てるとともに、創感染の治療を開始するように医師に働きかけた。小林さんは、「外国人のこの人みたいな人たちに、私たちができることって確かに限界あるけど」と思いながらも、「でもちゃんとセルフケアできるようになってほしいし、できるってこっちが思って、できる限りの支援をして、臨機応変に対応していく」という強い願いをもち、そうした思いや願いを基盤として突き動かされていることがわかる。

山田さんの場合

1 山田さんのバックグラウンド

　山田さんは、臨床経験16年目の女性である。准看護師養成所から2年制の看護専門学校を経て看護師となった。看護師資格を取得した後、結婚、産休、育休をとりつつ、職場を変えながら働いてきた。現在所属する病棟の勤務は7年目である。

　「うーん、やっぱね、看護師は経験が大事なんじゃないかな」「患者さんの顔見て、今日どうかなって感じ取るっていうのかな、そういうのができない人には向かないよね、この仕事」「あと、患者さんの細かいところに気がつけることが大事かな」「それにね、余計なことはしないほうがいいの。患者さんにも自分の時間が必要だし、私たちもいつもいつもベッドサイドにつきっきりっていうわけにもいかないしね。患者さんのところに行ったら集中するよ。でもスタッフ同士で話したり、ドクターと話したりして、チーム全体を調整しながら動くことも大事だと思ってる」と山田さんは話している。

2 患者Iさんに対する看護実践

　Iさんは人工肛門造設術後20日目の80歳代の男性である。ストーマ創部の一部と正中創の一部に創感染がある。山田さんは「Iさん、もう入院が長いんですよね。ストーマケア自体はセルフケアが確立できてるのに、まだ創部から膿が出てきてて。正中創なんてくっつかなくて開放創みたいになっちゃってる。もう入院長いから早く帰してあげたいんだけど、正中創がもう少しよくなるまでは難しいかな」と訪室前に話していた。

山田さんは、「Iさん、ここんところストレスがすごく高そうなんですよ。ちょっとしたことでクレームも多いし、イライラしてるっぽくて。若い子（看護師）は当たられちゃうから（担当に）つけられなくて、ベテランで回してる」と言いながら、他の担当患者の検温をした後、担当患者の最後にIさんの病室を訪れた。

　Iさんはベッド上で坐位になって読書をしていたが、山田さんの顔を見るとすぐにパッと笑顔になって本を閉じ、「山田さん、山田さんが来るのを待ってたんだよ、ずっと。山田さんに聞きたいことがあるんだよ」と話した。山田さんはその瞬間には目を見開いて小さく「えっ」と呟いたものの、すぐに笑顔で「私に聞きたいこと？　なんだろう？」と返答し、Iさんに近づいて顔をのぞき込んで視線を合わせた。Iさんは「あのさ山田さん、まだ全然傷が治らないんだよね。ストーマはもう自分でできるのに。それでここの病院は家から遠くて家族も来るのが大変だからさあ、家の近所の病院に移って、この傷だけ診てもらいたいと思ったんだよね。昨日の夜ちょうど（医師が回診に）来たからさあ、聞いてみたら、それでもいいって言うんだよ。山田さんはどう思う？」と一気に話した。

　Iさんの話を視線を合わせてうなずきながら聞いていた山田さんは、話の途中で目を見開いたり、眉間にしわを寄せて考え込んだりしていた。そして、山田さんはIさんの話を聞き終わると、「先生はそれでいいって言ったんだ。うん、そうですよね。ここではセルフケアを覚えてもらえたしね。ほんとなら、セルフケア覚えてもらえたら、もうとっくに退院ですもんね。うん、ご近所の病院にいいところがあるんなら、今やってるこういうガーゼとか軟膏とかのことを、先生からも私たちからも書類書いてその病院に送れば、続けてやってもらえると思うし、そのほうがIさんがいいって思われるんなら、そのほうがいいと私も思います」と返事をした。Iさんは「今日、ちょうど山田さんが担当でよかった。山田さんに話したかったからさ。ストーマのときも山田さんがいつも助けてくれたから。山田さんがそう言ってくれるんなら安心だ。今日の担当が山田さんでよかったよ」と笑顔で話した。

　Iさんは続けて、「山田さん、お腹も見てってよ。ストーマのところの傷、自分でもちょっと気になるんだよ。ストーマのこの面板がちょうど当たるところ、傷にすこーしだけ引っかかってて気になる」と言って、自らパジャマをまくり上げて腹帯

を外し、ガーゼが貼付されている正中創とストーマを山田さんに見せた。山田さんは、Iさんの言葉を聞き終わるとストーマに視線を移し、すぐにストーマ創部の膿が排出されている部位の周辺を右手の示指で軽く触れながら、じっと見て観察していた。

　山田さんは丹念に右示指でストーマ周囲の皮膚に触れていたが、短く「あっ」と声をあげた。わずかな出血が確認された。山田さんは「あっ」と声をあげると同時に、ストーマ装具を皮膚からていねいに剥がしながら、「Iさん、やっぱりちょっと傷になってるみたいだから、しっかり見させてね」と、腹部から視線を逸らさずにIさんに言った。Iさんは表情をくもらせてストーマ周囲をのぞき込んでいた。ストーマ周囲全体の皮膚を丹念に右示指で触れながら観察していた山田さんは、腹部をのぞき込んでいるIさんに視線を戻すと、「Iさん、この出血、いつから?」と尋ねた。Iさんは「今日の朝。ストーマのところ張り替えようかなって思ってたら、山田さんが来てくれたから、見てもらってからにしようと思って」と話した。山田さんは「うん、そっか。今見た限りでは、これは創部の感染っていうよりは、この装具の端っこが当たっちゃった感じかな。もっと軟らかいやつに替えてみようか」と言い、Iさんの部屋にあったいくつかのサンプル品のうちの1つを選んで、「これ、どうかな?」とIさんに見せながら尋ねた。Iさんは「山田さんがこれでいいっていうなら大丈夫だから、こっちでやってみるよ、うん」と笑顔で返答した。

　さらに続けてIさんは、「ストーマさあ、今はもう慣れちゃったけど、難しかったよ。山田さんが何回もていねいに教えてくれなかったらできなかったよ、たぶん」「傷もさあ、ガーゼが汚れるたんびにやり方見てっからさ、覚えちゃったよ。自分でやってもいいならやれるからさ、教えてほしいんだよね」と話した。山田さんは「そうですよね。ストーマ覚えるの大変でしたよね。でも今はこうやって自分でできてるしね。傷のことも自分でできるといいんだけど、ちょっと考えてみるね」と話し、ストーマケアを終えるとそのまま正中創に視線を移して、右示指で正中創周囲の皮膚にていねいに触れながらうなずいて、「うん、こっちはそんなに変わらないね。これもしばらくおんなじ状態が続いてるし、自分でできるようにまた練習すれば帰れるかもしれない。ストーマほど難しいもんじゃないし、

これから先生が回診に来るから、このストーマのとこの出血と、こっち（正中創）の傷の処置のことと退院のこと、回診で聞いてみよう」と話した。Iさんは「そうだね。これから先生が回診に来るし、自分でも聞いてみるよ。山田さんに見てもらえてよかったー、安心した。ありがとね」と笑顔で話した。山田さんはIさんの検温を終えて、退室した。

山田さんは廊下を歩きながら、「Iさんがいきなり聞きたいことがあるって言い出したときはギクッとしたけど、退院しようとしてるなんてびっくりだった。まあここにいてもあんまり変わらないしね。退院が決まればもうイライラすることもなくなるだろうし、気持ち的には落ち着くんじゃないかな。（正中創も）セルフケアでやれそうだし。ストーマのところの新しい傷は予想外だったけど、すぐ治りそうだし、うん、早く帰してあげたいね」「でも突然だったね。びっくりだったけど、それもいいんじゃないかって反射的に言っちゃったよ」と語った。

■■■■ 1　この看護実践における最初の「いつも」の方向性

山田さんは訪室前に「ストーマケア自体はセルフケアが確立できてるのに、まだ創部から膿が出てきてて。正中創なんてくっつかなくて開放創みたいになっちゃってる」と話していることや、「Iさん、もう入院長いから早く帰してあげたいんだけど」「Iさん、ここんところストレスがすごく高そうなんですよ。ちょっとしたことでクレームも多いし、イライラしてるっぽくて」と話している。山田さんは、Iさんの創感染による入院期間の延長と、それに伴う高いストレスを「いつも」のこととしてIさんとかかわろうとしている。

■■■■ 2　一度目の「いつもと違う」という感覚

Iさんの創感染は山田さんにとっては「いつも」の内にあった。しかし、Iさんの病室を訪れていきなり「山田さん、山田さんが来るのを待ってたんだよ、ずっと。山田さんに聞きたいことがあるんだよ」と言われ、その唐突さに「えっ」と山田さんは驚いていた。さらにIさんから「家の近所の病院に移って、この傷だけ診てもらいたいと思ったんだよね。昨日の夜ちょうど（医師が回診に）来たからさあ、聞いてみたら、それでもいいって言うんだよ。山田さんはどう思う？」と投げかけ

られた。「Iさんがいきなり聞きたいことがあるって言い出したときにはギクッとした」「退院しようとしてるなんてびっくりだった」とも山田さんは語っている。創感染による入院期間の延長と、それに伴う高いストレスを「いつも」のこととしていた山田さんにとって、これらのIさんの言葉は「いつもと違う」という感覚となっている。

■■■■ 3　一度目の「いつもと違う」と感じ、思わず行う看護行為

Iさんの、退院して近医で通院したいという話を聞き終わると、すぐに山田さんは「先生はそれでいいって言ったんだ。うん、そうですよね。ここではセルフケアを覚えてもらえたしね。ほんとなら、セルフケア覚えてもらえたら、もうとっくに退院ですもんね。うん、ご近所の病院にいいところがあるんなら、今やってるこういうガーゼとか軟膏とかのことを、先生からも私たちからも書類書いてその病院に送れば、続けてやってもらえると思うし、そのほうがIさんがいいって思われるんなら、そのほうがいいと私も思います」と返答している。そしてその返答は「でも突然だったね。びっくりだったけど、それもいいんじゃないかって反射的に」語られたものであり、この返答そのものが山田さんの「いつもと違う」と感じ、思わず行う看護行為であり、この山田さんの行為により、Iさんの安心感と自信につながっている。

■■■■ 4　新たな「いつも」の方向性

山田さんは、Iさんの創感染による入院期間の延長と、それに伴う高いストレスを「いつも」のこととしたうえで、退院して近医を受診しながらセルフケアを続けていこうとしているIさんの姿が新たな「いつも」の姿として加わり、山田さん自身の内に取り込まれている。

■■■■ 5　二度目の「いつもと違う」という感覚

Iさんの創感染は山田さんにとって「いつも」の姿であったが、Iさんの言葉を聞き終わるとストーマに視線を移し、すぐにストーマ創部の膿が排出されている部位の周辺を右手の示指で軽く触れながら、じっと見て観察していた。山田

さんは丹念に右示指でストーマ周囲の皮膚に触れていたが、短く「あっ」と声を
あげた。わずかな出血が確認されたことは、山田さんにとって二度目の「いつも
と違う」という感覚であった。

<h2>■■■■ 6 二度目の「いつもと違う」と感じ、思わず行う看護行為</h2>

　山田さんはストーマ周囲のわずかな出血を視認して「あっ」と声をあげると
同時に、ストーマ装具を皮膚からていねいに剥がしながら、「Iさん、やっぱり
ちょっと傷になってるみたいだから、しっかり見させてね」と、腹部から視線を逸
らさずにIさんに言った後に、ストーマ周囲全体の皮膚を丹念に右示指で触れ
ながら観察し、「Iさん、この出血、いつから?」と尋ねるという行為をしている。
さらにこの行為の結果を、「今見た限りでは、これは創部の感染っていうより
は、この装具の端っこが当たっちゃった感じかな。もっと軟らかいやつに替えて
みようか」と言い、Iさんの部屋にあったいくつかのサンプル品のうちの1つを選
んで、「これ、どうかな?」とIさんに見せながら尋ねるという臨床判断に発展さ
せている。この山田さんの「いつもと違う」と感じ、思わず行う看護行為から連
なる臨床判断は、「ストーマのところの傷、自分でもちょっと気になるんだよ。ス
トーマのこの面板がちょうど当たるところ、傷にすこーしだけ引っかかってて気
になる」と出血に不安を感じていたIさんが、「山田さんがこれでいいっていう
なら大丈夫だから、こっちでやってみるよ」と安心してセルフケアを継続するた
めのきっかけにつながっている。

　こうして二度の「いつもと違う」と感じ、思わず行う看護行為を経て、山田さ
んは右示指で正中創周囲の皮膚にていねいに触れながらうなずいて、「うん、
こっちはそんなに変わらないね。これもしばらくおんなじ状態が続いてるし、自
分でできるようにまた練習すれば帰れるかもしれない。ストーマほど難しいも
んじゃないし、これから先生が回診に来るから、このストーマのとこの出血と、
こっち(正中創)の傷の処置のことと退院のこと、回診で聞いてみよう」とIさんに
話し、Iさんを退院へと導いている。これらの山田さんの行為は、Iさんの「山田
さんに見てもらえてよかったー、安心した」という言葉へとつながっている。

3 患者Mさんに対する看護実践

　Mさんは胃全摘術後で手術当日をICUで過ごし、術後1日目にベッド上仰臥位のまま個室に戻ってきた、60歳代の男性である。山田さんはICU看護師から簡単な申し送りを受けると、そのままMさんの病室を訪れた。

　山田さんは、笑顔でMさんに顔を近づけると、「Mさん、手術お疲れ様でした。もうお部屋に戻りましたからね。少し寝られるといいですね」と話した。Mさんは少し笑って、「うん、ありがとう。病室に戻ってきて安心しました」と話して、目を閉じた。山田さんは、話しながらベッド上全体に目線を這わせていたが、話し終わるとおもむろにベッドサイドでルート整理を始めた。1本ずつ、どのルートがどこにつながっているかをたどり、テープに書いて貼りつけ、絡まっていたルートを上半身から順に整えていった。ひと通り上半身のルート整理が終わると、「うん、これでよし、と」と独り言を言い、続けて下半身のルートを同様に確認し、整理した。

　ルート整理がひと通り終わると、山田さんはMさんに、「お腹、見せてくださいね」と言って寝衣を開き、腹帯を外し、正中創のガーゼを見て、「あっ」と小さく短くつぶやいた。正中創から出血しており、ガーゼ上層部まで鮮紅色に染まっていた。すべてのガーゼを除去し、創部の状態を創部に触れずに視診のみで観察した。ガーゼに覆われて見えていなかった腹腔ドレーン刺入部を観察して、「うん、ドレーンが抜けたわけじゃないみたいだから大丈夫だ」とつぶやくとすぐにMさんの顔を見て、「Mさん、随分出血してたんだけど、今は血が止まったみたいだから、もう少し動かないで安静にしといてもらってもいいかな」と話した。Mさんは「そんなに出血したの？ まだ出てるの？」と山田さんに尋ねた。山田さんは「今は血が止まってますけど、薄いかさぶたができてる感じなの。だから傷のところに力入れたりしないようにしてくださいね」と話し、その場で主治医に電話をかけて指示を確認し、厚めの滅菌ガーゼを当てて正中層を覆って保護した。山田さんは、バイタルサイン測定をひと通り終え、「血圧は下がってないし、新しい出血はない、と。よし、大丈夫」とつぶやいて、ICUから帰室

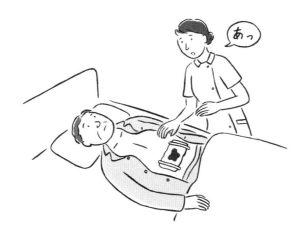

直後のＭさんの部屋から退室した。

　Ｍさんの部屋を退室した山田さんは、廊下の端のほうに電子カルテワゴンを置くと、「ICUから帰ってきたばっくりだし、あんな真っ赤っかな血がドバっと出てるとビビるよね。まあ、洗浄液とかドレーンからうまく出てこなかった分とかなんだろうけどね。血圧も下がってないし、また出血してこないか様子見だな。またバイタル測りにいかなくちゃいけないし」と話した。

　1時間後、山田さんは再びＭさんの病室を訪れた。Ｍさんはうとうとしていたが、山田さんの気配に気づき、「あまり変わっていませんよ」と話した。山田さんは「うん、体調はそんなに変わってなさそうですね」と言いながら、腹帯に手をかけた。そして「Ｍさん、もう一度お腹見せてくださいね」と言いながら腹帯を開き、ガーゼを視認した。山田さんは「あっ、まだ出てるんだ」とつぶやくと、上層部のガーゼ1枚を手に取り、数秒間みつめた。そして、すべてのガーゼを除去すると、再び厚めに滅菌ガーゼを当てた。ガーゼ上層部まで鮮紅色の排液があったものの、帰室直後の出血とは異なり、ガーゼ上層部の排液は乾いていた。山田さんは、「うん、だんだん少なくなってきてる。色もさっきより薄いし。上のほうは乾いてきてるから、たぶん止まってきてるんだろうな」とつぶやいた。Ｍさんは仰臥位のまま目を開けて、「看護師さん、どうですか？ まだ出てる？」と山田さんの顔を見て、不安げに尋ねた。山田さんが、「さっきよりはだいぶ少なくなってきてるんだけど、まだお腹に力入れたりしないほうがいいかな」

「ずっと上向きで寝てるの、つらいですよね。身体の向き変えたりするの、手伝いますね」と返答すると、Mさんは、「1人だと怖くて、じっとしてるしかないんだよね。腰痛いし。どうしたらいいのかな」と眉間にしわを寄せた。山田さんは、「うん、先にちょっと血圧だけ測らせてね。それから身体の向き、変えますね」と言い、Mさんの血圧と脈拍を測定した。山田さんは「バイタルは問題ないし、じゃあ横向きになろうかね」とつぶやくと、「Mさん、今、血圧も異常ないし、横向きになっても大丈夫そうだから、ちょっとガーゼだけ替えさせてね。それから横向きになるからね」と話した。Mさんの緊張した表情が少しやわらぎ、微笑した。山田さんは再びガーゼ交換しながら、「ドレーンも大丈夫、血も止まってきたな」とつぶやき、腹帯を締めると、Mさんを側臥位に体位変換した。Mさんは「あー楽になったー。腰痛かったんだよね、1人じゃ動けないし。今、横向いてもなんともない。これでまた少し寝る」と話し、山田さんは退室した。

　退室後、山田さんは「術後のこういう急性期の患者さんをみるのって、間違い探しみたいなもんじゃないかって思うの。パッと患者さんの全体を見たときにセンサーが働くっていうか。ここらへんが違うってセンサーが働く、みたいな。違和感ともちょっと違う。あれっと思ったときにはもう身体が反応して動いちゃって、あるべき形にしなきゃって感じで。でもそういうのって、間違い探しみたいではあるけど、そういうセンサーを働かせる能力みたいのがあるような気がする。そういう能力っていつどうやって身につくのかわからないけど、それがないと術後の患者さんの看護ってやってけないと思うんですよ」「なんか、そういうの、いつどうやって身につくのかわからないけど、でも、どれだけ目の前の患者さんのことを考えてるかなんだと思う、うん。さっきみたいに、正中創からあんなに出血してたら、あらどうしちゃったのかな、とか、痛くないかな、とか考えるじゃないですか」「そういうのとか、あとは、ラインも（ICUから自室に）帰ってきたときはぐっちゃぐちゃだったんだけど、あんなにいっぱいルートがあったら、間違えちゃいけないって身体が反応しちゃうのが当たり前だと思う」と一気に話した。

■■■ 1　この看護実践における最初の「いつも」の方向性

　山田さんは、Mさんが術後1日目にベッド上仰臥位のままICUから病棟の

自室に戻ってくるとすぐに、ベッドサイドでルート整理を始めた。1本ずつ、どのルートがどこにつながっているかをたどり、テープに書いて貼りつけ、絡まっていたルートを上半身から順に整えていった。ひと通り上半身のルートの整理が終わると、下半身のルートを同様に確認して整理した。山田さんのこれらの一連の流れるような行為は、この手術の術後の患者を病棟に迎え入れたときの儀式的な「いつも」の行為であることがわかる。

■■■■ 2　一度目の「いつもと違う」という感覚

　山田さんはルート整理をひと通り終えると、Mさんに「お腹、見せてくださいね」と話してMさんの寝衣を開き、腹帯を外した。この一連の行為までは、山田さんにとっては、この手術の術後1日目でICUから帰室した直後の患者を受け入れる儀式的な行為の内にあるものであった。しかし、山田さんは正中創のガーゼを見て、「あっ」と小さく短くつぶやいた。正中創から出血しており、ガーゼ上層部まで鮮紅色に染まっていた。後に山田さん自身が「ICUから帰ってきたばっかりだし、あんな真っ赤っかな血がドバっと出てるとビビるよね」と話していることからも、この「あっ」と小さく短くつぶやいた瞬間は、山田さんにとって儀式的な一連の流れの行為の内にはなく、「いつもと違う」と感じた瞬間であったことがわかる。

■■■■ 3　一度目の「いつもと違う」と感じ、思わず行う看護行為

　山田さんは正中創のガーゼ上層部まで鮮紅色に染まっていることを視認すると同時に、すべてのガーゼを除去し、創部の状態を創部に触れずに視診のみで観察し、ガーゼに覆われて見えていなかった腹腔ドレーン刺入部も視診した。山田さんの「いつもと違う」と感じ、思わず行う看護行為は、すべてのガーゼを除去して、創部とドレーン刺入部を視診するということであった。

■■■■ 4　新たな「いつも」の方向性

　この手術の「いつも」通りの経過をたどるつもりでいた山田さんは、ガーゼ上層部にまで及ぶ鮮紅色の出血を視認して、「いつもと違う」と感じた。それと同

時に、すべてのガーゼを除去して創部とドレーン刺入部を視診して、「うん、ド
レーンが抜けたわけじゃないみたいだから大丈夫だ」「まあ、洗浄液とかドレー
ンからうまく出てこなかった分とかなんだろうけどね。血圧も下がってないし、ま
た出血してこないか様子見だな」という判断に至っている。こうして早期発見・
対処ができたことで、Ｍさんの正中創ガーゼ上層部にまで出血があることは、
この時点において山田さんにとって新たな「いつも」となった。

■■■■ 5　二度目の「いつもと違う」という感覚

　ICUから自室に戻ったＭさんを1時間後に再度訪室した山田さんは、Ｍ
さんの正中創ガーゼ上層部にまで再び鮮紅色の排液があったのを視認し、
「あっ、まだ出てるんだ」とつぶやいた。山田さんにとって、正中創ガーゼ上層
部までの出血は新たな「いつも」のこととなっていたが、1時間経過した後でもま
だ出血が継続していることは、「いつもと違う」という感覚となった。

■■■■ 6　二度目の「いつもと違う」と感じ、思わず行う看護行為

　山田さんは、Ｍさんの正中創ガーゼ上層部にまで再び鮮紅色の排液があっ
たのを視認し、「あっ、まだ出てるんだ」とつぶやいたその瞬間、「いつもと違
う」と感じた。それと同時に、1時間前に取り替えた上層部のガーゼ1枚を手に
取り、数秒間みつめ、すべてのガーゼを除去すると、再び厚めに滅菌ガーゼを
当てるという行為に連なって、「うん、だんだん少なくなってきてる。色もさっきよ
り薄いし。上のほうは乾いてきてるから、たぶん止まってきてるんだろうな」とい
う判断に至っている。

　山田さんは「いつもと違う」と感じて思わずつぶやき、身体を動かして行為し
ながら、行為の途中でＭさんに何が起きているのかを判断し、それをＭさん
に伝えることでＭさんの不安の軽減をはかっている。さらに、山田さんは、同
一体位で身体に力を入れられないＭさんの状況から、「ずっと上向きで寝てる
のつらいですよね。身体の向き変えたりするの、手伝いますね」と伝え、バイタ
ルサインに異常のないことを確認してから体位変換をするという行為に至って

いる。

　また、山田さんは、術後の患者の観察について「間違い探しみたいなもん」「パッと患者さんの全体を見たときにセンサーが働くっていうか。ここらへんが違うってセンサーが働く、みたいな」「違和感ともちょっと違う」「あれっと思ったときにはもう身体が反応して動いちゃって、あるべき形にしなきゃって感じで」「でも、どれだけ目の前の患者さんのことを考えてるかなんだと思う、うん。さっきみたいに、正中創からあんなに出血してたら、あらどうしちゃったのかな、とか、痛くないかな、とか考えるじゃないですか」「そういうのとか、あとは、ラインも（ICUから自室に）帰ってきたときはぐっちゃぐちゃだったんだけど、あんなにいっぱいルートがあったら、間違えちゃいけないって身体が反応しちゃうのが当たり前だと思う」と語っている。山田さんにとって、術後患者の観察をすることは日常的に「間違い探しみたいなもん」であり、「あれっと思ったときにはもう身体が反応して動いちゃって」と話すように、「いつもと違う」と感じ、思わず行動することを、「センサーを働かせる能力」として認めていることがわかる。

4 患者Lさんに対する看護実践

　長期入院中のLさんは、原因不明の右側腹部痛と認知症がある80歳代の男性である。右側腹部痛に対して強い鎮痛作用のある2種類の薬剤が毎食後に処方されている。夜勤者から「Lさん、眠気強くて、朝起こすんだけどすぐまた寝ちゃうんですよね。だからまだ朝ご飯も食べてなくて」という申し送りがあった。山田さんは夜勤者の申し送りがひと通り終わると、「とりあえずLさんのご飯を食べさせてこないと。まだ眠そうだけど」とつぶやき、他の患者の点滴類をワゴンに載せて、最初にLさんの病室を訪れた。

　Lさんはベッドをヘッドアップして坐位になってはいるものの、横に傾いて熟睡していた。山田さんは「あーやっぱり爆睡だ。今日の午前中はぐずぐずしちゃうかなあ」とつぶやくと、Lさんの身体を両手で支えながら坐位を整えつつ、「Lさん、もう朝ご飯来てますよ。起きましょう」と呼びかけた。Lさんは「んー」と少し開眼し、再び寝入ってしまった。山田さんは「これじゃ午前中ほんとに寝ちゃ

う。起こさなきゃ」とつぶやいて、Lさんの両肩を両手で軽く持って揺すりながら、「Lさん、もう起きなきゃね。ご飯食べれなくなっちゃう」と呼びかけた。Lさんは再び開眼し、「んー、痛くない。眠い」「薬、今はいい」と話すと、再び閉眼した。

　山田さんは坐位のまま眠りこけているLさんの顔をのぞき込むようにすると、「あー起きてよ、Lさん」としばらくLさんを眺めていたが、不意に「あれ、なんか変」と言うと、おもむろにSpO$_2$（経皮的動脈血酸素飽和度）を測定した。「もう、びっくりしたわー」「呼吸、ときどき止まってんじゃない」「呼吸抑制ってほどじゃなさそうだけど」とぶつぶつ独り言をつぶやきながら、パジャマのボタンを外して呼吸音を聴取した後、「ちゃんと酸素は入ってそうだけど。こんだけ効いちゃってると、そのうち呼吸抑制とか来ちゃうんじゃないかな」とつぶやいた。

　さらに山田さんは、「寝ちゃってるしね、座ってても横に傾いて危ないから、1回寝てもらって、先に検温しよう」と話すと、Lさんを仰臥位に戻した。その間にも山田さんは、「Lさん、起きて。起きてよ。朝ですよ。ご飯ですよ」と繰り返すが、Lさんは「んー」と発するのみで寝入ってしまった。山田さんは眉間にしわを寄せて、仰臥位になったLさんをみつめていた。すると山田さんは、唐突に体温と血圧を測定しながら、「これおかしいよ。ひょっとして（意識）レベル落ちてんじゃないの？」とつぶやいた。山田さんは「血圧落ちてたらやばいと思った」と言って、再び寝入っているLさんをみつめていたが、おもむろに「あーこの腹帯、Lさんって別に手術したわけじゃないしさあ、意味ないと思うんだけど」とつぶやいて腹帯を解き、Lさんの両肩を持って再度揺さぶりながら、「Lさあーん、起きてくださいよー寝すぎですよー」と呼びかけた。Lさんは薄目を開けて、腹帯を外している山田さんの顔を見た。山田さんは「あ、ちょっと起きたね。Lさん、痛いのはここらへん？ 今はどう？」と、Lさんの顔を見ながら、右手でLさんの右側腹部に軽く触れた。Lさんは薄目を開けたまま、「いつも痛いのはそこらへん、全体。だけど今は痛くないよ」と話したが、再び寝入ってしまった。山田さんはLさんの腹帯を外してパジャマを整え、いったん退室した。

　退室した山田さんに、なぜ血圧を測定したのかを尋ねると、「寝ちゃってるだけだとは思ってたけど、こんなに寝てると（意識）レベル下がったんじゃないか

とか、寝ちゃってる間に別のことが起きたんじゃないかとか」「別のことって、脳になんかあったのかとかね。こんなに（意識）レベル下がってるみたいになってると心配になりますよ」と語った。そして「うーん、あんだけ効いちゃってるとなあ、朝まで効きすぎてるんだよなあ」「でもなー夜中に痛くなると不穏になって、それはそれで危ないしなあ」とつぶやいた。

　そこへLさんの主治医が通りがかった。山田さんはすぐに「Lさんなんだけど、夜勤さんはあの薬が効いてるからいいって言うんだけど、私はもう（2種類の薬剤の）どっちの薬も効きすぎてるんだと思うんだよね。レベル低下してんじゃないかっていうくらい、もう寝ちゃって寝ちゃって。呼吸もときどき止まってるっぽいし。私は効きすぎてるんだと思うんだけど、そうしないと（Lさんは）痛いっていうし、痛いと不穏になっちゃうしね。どうしよ、先生」と主治医に相談した。主治医は「本人に聞くと、毎食後飲まないと効かないみたいなんだよね。朝寝てるってことは、今は効いてるんだろうけど。うーん、効きすぎか。困ったな」と眉間にしわを寄せて話した。山田さんはさらに「この人の痛みって、そもそも何が原因ですか？よくわかんないのにあんな強い薬しか効かないなんておかしくないですか？あれ準麻薬だよ、先生。いつまでもよくわかんないのに使っていいもんじゃないと思いますけど」と主治医に尋ねた。主治医は「わからないんだよねえ。だけどあんなに強い薬しか効かないみたいだし、痛いと不穏になっちゃうしね。でも寝すぎちゃうのは認知症的にもよくないね。ちょっと考える」と返答した。山田さ

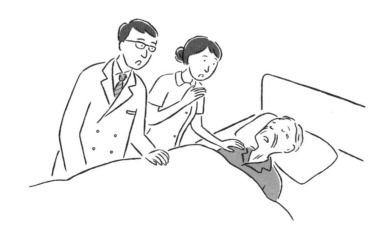

んは「起こすと横に倒れてきちゃうし、中途半端に起きてご飯食べさせても、誤嚥して危ないからもう少し寝かせとくよ。ほんとにドロドロなんだよね。1回見に行ってみて」と主治医に伝えた。主治医は「わかった」と返答し、山田さんといっしょにLさんのところに向かった。主治医が話しかけても同様に「んー」「痛くない」と言いながら寝入ってしまうLさんを目の当たりにし、主治医は「あー、レベルが落ちたとかいうわけじゃないよねえ。わかんないよね、これじゃあ。だめだな。薬、ちょっと減らすか、変えるかしないと」とつぶやくと、ナースステーションに戻って行った。

山田さんは「ちょっと無理やり起こそうとしすぎたかな。だけどさあ、あんな(意識)レベル低下してるみたいにドロドロに寝ちゃうのってよくないよ」「呼吸抑制も起きてそうだったし。根拠があるわけじゃないんだけど、あんなに傾眠傾向だと、本当に薬の効きすぎか、なんかもっと別のことがあったのかって気になるし。(主治医に)ちゃんとわかってもらわないと、こういう患者さんのことちゃんと診てくれないから、(主治医を患者のところに)連れてっちゃう。先生、薬どうにかしてくれるのかな」と語った。

■■■ 1　この看護実践における最初の「いつも」の方向性

山田さんは「とりあえずLさんのご飯を食べさせてこないと。まだ眠そうだけど」と、他の担当患者よりも先にLさんのベッドサイドへ向かっていることから、このときの山田さんは、Lさんがまだ朝食も食べずに眠り続けていることを「いつも」の方向性としてかかわろうとしていることがわかる。

■■■ 2　一度目の「いつもと違う」という感覚

山田さんが訪室すると、Lさんはベッドをヘッドアップして坐位にはなっていたものの、横に傾いて熟睡していた。山田さんは「あーやっぱり爆睡だ。今日の午前中はぐずぐずしちゃうかなあ」とつぶやき、「Lさん、もう起きなきゃね。ご飯食べれなくなっちゃう」と呼びかけると、Lさんは開眼し、「んー、痛くない。眠い」「薬、今はいい」と話して、再び閉眼した。山田さんは坐位のまま眠っているLさんの顔をのぞき込むようにすると、「あー起きてよ、Lさん」と、しばらくL

さんを眺めていた。Lさんが朝食も食べずに眠りこけていることは、山田さんにとっては「いつも」の範疇にある。しかし、眠り続けるLさんをしばらく眺めていた山田さんは、「あれ、なんか変」「呼吸、ときどき止まってんじゃない」とつぶやき、この瞬間に「いつもと違う」という感覚が生じた。

3　一度目の「いつもと違う」と感じ、思わず行う看護行為

山田さんは「あれ、なんか変」「呼吸、ときどき止まってんじゃない」と「いつもと違う」と感じると同時に、おもむろにSpO₂を測定した。さらに山田さんは「呼吸抑制ってほどじゃなさそうだけど」とつぶやきながら、パジャマのボタンを外して呼吸音を聴取した。この一連の行為は、眠り続けて朝食を食べないLさん、という「いつも」とは異なる感覚を抱いたことから思わず行った行為である。

4　新たな「いつも」の方向性

呼吸抑制をとらえるところから呼吸音の聴取という「いつもと違う」と感じ、思わず行った一連の行為の結果、Lさんは呼吸をしており、SpO₂値は低下していないことが確認された。このことによって、山田さんは「こんだけ効いちゃってると、そのうち呼吸抑制とか来ちゃうんじゃないかな」と、呼吸抑制の可能性があることを新たな「いつも」の方向性とした。

5　二度目の「いつもと違う」という感覚

新たな「いつも」の方向性として呼吸抑制の可能性があるLさんとかかわる山田さんにとっては、呼吸がときどき止まることは「いつも」の方向性の内にあった。山田さんは、引き続き呼吸状態に注意しながらLさんの様子を観察し続けていた。「Lさん、起きて。起きてよ。朝ですよ。ご飯ですよ」と繰り返すが、Lさんは「んー」と発するのみで寝入ってしまった。何度も呼びかけて覚醒を促しても覚醒せずに寝入ってしまうLさんの姿を視認した山田さんにとって、ここに新たな「いつもと違う」という感覚が生じた。

■■■■ 6 二度目の「いつもと違う」と感じ、思わず行う看護行為

　何度も呼びかけて覚醒を促しても覚醒せずに寝入ってしまうLさんを仰臥位にして眺めていた山田さんは、唐突にバイタルサインを測定しながら「これおかしいよ。ひょっとして（意識）レベル落ちてんじゃないの?」とつぶやいた。山田さんは「血圧落ちてたらやばいと思った」「寝ちゃってるだけだとは思ってたけど、こんなに寝てると（意識）レベル下がったんじゃないかとか、寝ちゃってる間に別のことが起きたんじゃないかとか」「別のことって、脳になんかあったのかとかね。こんなに（意識）レベル下がってるみたいになってると心配になりますよ」と話しているように、「いつもと違う」と感じると同時にバイタルサインを測定するという行為をし、その行為を通して意識レベルが低下している可能性、さらには脳の病変の可能性までを後づけで判断するに至っていた。

　これまでの二度の「いつもと違う」と感じ、思わず行った看護行為および、行為を通して後づけした臨床判断から、山田さんは主治医に直談判するという行為へとつなげた。山田さんの一連の行為は主治医を動かし、適切な鎮痛薬の処方を促すという治療への介入に至っている。

青木さんの場合

1　青木さんのバックグラウンド

　青木さんは、臨床経験13年目の女性である。准看護師養成所から2年制の看護専門学校を経て看護師となった。看護師資格を取得した後、結婚、産休、育休を取りつつ、その時期に合わせて職場や働き方を変えてきた。現在所属する病院での勤務は6年目で、ずっと同じ病棟で働いている。

　「患者さんにやさしいことがいちばん大事」であると青木さんは語る。「ときどき、患者さんに怖いスタッフもいたりするんだけど、患者さんにはやさしくないと」「やさしいっていうのは、ただ言うことをきくだけとも違うんですけどね」「やさしいって、相手のことを理解しようとするっていうか、簡単なことじゃないんです」と話している。

2　患者Bさんに対する看護実践

　Bさんは、腹膜播種による腹部膨満が著明で、かつ、別疾患でステロイド剤を内服中の70歳代の女性である。Bさんからトイレ介助のナースコールがあった。小走りで部屋に向かいながら、青木さんは「この患者さんね、腹膜播種でお腹ぱんぱん。ほんとに苦しそうなんですよ。見たらびっくりするくらいお腹ぱんぱん。どうにかしてあげたいんだけどね」と話した。

　訪室すると、右手に持続点滴をしているBさんは、モゾモゾと1人で起き上がろうとしていた。Bさんが仰臥位から坐位になる際に、青木さんは左手をBさんの背中に添えて起き上がりを介助しながら、「めまいとかしない？　大丈夫？」とBさんに声をかけ、Bさんがうなずくのを確認した。Bさんは、端坐位まではど

うにか自力で行い、端坐位から立位になるところで右手はベッド柵に、左手は青木さんにつかまって、青木さんに腰部を支えられてゆっくり立位になった。立位になったBさんは、両手で力いっぱい点滴台につかまりながら少しずつ歩き、青木さんはBさんの左側（点滴と反対側）に立ってBさんの背中に右手を軽く添えながら、Bさんのペースに合わせてトイレまで歩行を介助した。

　トイレに入るときにBさんは、「帰りは自分で帰れるから大丈夫。また助けてほしくなったら呼ぶわ」と言い残して入ったが、青木さんはトイレ前で待機していた。Bさんはトイレから出てくると「あれ、待っててくれたの？ 大丈夫よ。このくらい1人でできないと」と言った。そして点滴台を青木さんが右手で持ち、Bさんは両手で青木さんの左肩と左腕につかまって支えにしながら、歩いてベッドに戻った。

　青木さんは、Bさんが仰臥位になるのを介助した後、左手でリモコン操作をして15度程度にベッドをヘッドアップした。そしてベッドサイドにしゃがみ込み、Bさんと同じ目線の高さで「お腹、つらいねえ」と言って、ずっと右手で腹部をさすっていた。Bさんは「家でもトイレ行くのは大変だったの。ここはトイレが近いから大丈夫かと思ったんだけど、苦しいわね、やっぱり」と話した。青木さんは「お腹の張りがちょっと大きくなってきて、横隔膜を上げちゃってるから、ちょっと動くだけでも苦しいと思うんだよね」「トイレ行くときにはお手伝いしますから、遠慮しないで必ず呼んでね」「利尿剤も使ってるから、何度もトイレに行くと思うけど、何度でもそのたんびに呼んでね。遠慮したらだめだよ」と言いながら、ずっと右手で腹部をさすり続けていた。Bさんは腹部をさする青木さんの右手の上に自分の左手を重ねて、「青木さんにはね、いつも大変だけど、どうしよっかなーってときに、すうっと助けてもらってるの。前の入院のときもそうだった。今もこんなね。また助けてもらってる。青木さんが来てくれるだけでほっとするの」と話した。青木さんは笑顔で「いつでも呼んでくださいね」と言って、左手も軽くBさんの手に触れ、少しして腹部から手を離し、退室した。

　自力でできそうな起き上がりを介助したのはなぜかと青木さんに問うと、「だって、ふらつきがあんなにひどかったら、危ないと思いますよね、当たり前に」と話した。さらに、トイレとベッドの往復を介助したことについては、「点滴

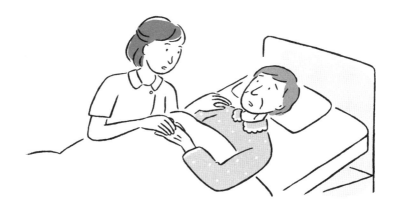

台につかまって歩くって、あれ、引っかかると危ないんですよ。点滴台がすーっ
て滑ったりするし」「それにBさん、お腹ぱんぱんに張ってるから足元見えてな
いし」「Bさんはお腹ぱんぱんでほんとにつらそうなんですよ。今日はいつもより
ふらつきもひどいし、点滴してるし。いくらトイレからいちばん近いベッドでも、ト
イレまで歩くのが精一杯みたいだなーとね、トイレに行くとき見ててなんとなく
思ったから、帰りも待ってた。あれは1人じゃ危ないですよ」と語った。また、腹
部をさすり続けていたことを伝えると、「あ、それは……（しばらく間があいて）うー
ん。意識してなかったけど。言われてみると、ずっとさすってましたね、私。なん
だろ。あんなぱんぱんなお腹見てると、どうしたら苦しいのが楽になるかなって
思っちゃうんです」と話した。

■■■■■ 1　この看護実践における最初の「いつも」の方向性

　青木さんが、訪室前から「この患者さんね、腹膜播種でお腹ぱんぱん。ほん
とに苦しそうなんですよ。見たらびっくりするくらいお腹ぱんぱん。どうにかして
あげたいんだけどね」と話しているように、トイレ介助のナースコールで呼ばれた
瞬間から、Bさんの腹膜播種による腹部膨満とその苦痛は「いつも」の方向性で
あり、青木さんはそこに意図的にかかわろうとしている。小走りで部屋に向かっ
ていることから、Bさんのナースコールに対して急がなくてはという「いつも」の
方向性も存在している。つまり、青木さんにとってBさんの身体は「腹膜播種で
お腹ぱんぱん。ほんとに苦しそう」であり、このBさんの身体の「いつも」そのも

のが、青木さんにとっての「いつも」の方向性である。

2　一度目の「いつもと違う」という感覚

　Bさんが仰臥位から坐位になる際に、青木さんは左手をBさんの背中に添えて起き上がりを介助しながら、「めまいとかしない？　大丈夫？」とBさんに声をかけ、Bさんがうなずくのを確認していた。これはその後に青木さんが語る「だって、ふらつきがあんなにひどかったら、危ないと思いますよね、当たり前に」という言葉に表れているように、青木さんにとって、Bさんの起き上がりの際の予想以上のふらつきは、「いつもと違う」という感覚であった。

3　一度目の「いつもと違う」と感じ、思わず行う看護行為

　青木さんはBさんの強度のふらつきに「いつもと違う」と感じると同時に、左手をBさんの背中に添えて起き上がりを介助するという行為をしている。さらに青木さんは、Bさんが端坐位から立位になるところでは、Bさんの右手はベッド柵に、左手は青木さんにつかまらせて、青木さんが腰部を支えながらゆっくり立位にするという行為もしている。そして青木さんは、Bさんがトイレに行こうとするときにも、両手で力いっぱいに点滴台につかまりながら少しずつ歩くBさんの左側（点滴と反対側）に立って、Bさんの背中に右手を軽く添えながら、Bさんのペースに合わせて歩行を介助するという行為をしている。

4　新たな「いつも」の方向性

　「腹膜播種でお腹ぱんぱん。ほんとに苦しそう」というBさんの身体に加えて、強度のふらつきがありながらトイレ歩行をするBさん、という新たな「いつも」の方向性が示された。

5　二度目の「いつもと違う」という感覚

　強度のふらつきがありながら、ベッドからトイレへのわずかな距離の歩行において、力いっぱい点滴台を両手で握りしめて歩くBさんの姿は、「点滴台につかまって歩くって、あれ、引っかかると危ないんですよ。点滴台がすーって滑っ

　II…6人の看護師の「いつもと違う」と感じ、思わず行う看護行為の記述

たりするし」「それにBさん、お腹ぱんぱんに張ってるから足元見えてないし」と、想定を超えた危険を伴うものであると青木さんには感じられた。これらの語りは後づけであり、青木さんにとってはBさんの歩く姿そのものに「いつもと違う」という感覚が生じていた。

■■■■■ 6　二度目の「いつもと違う」と感じ、思わず行う看護行為

　青木さんは、Bさんの往路の歩行を介助しながらも、想定を超えた危険を伴うという「いつもと違う」という感覚を抱くと同時に、トイレの前で待機するという行為に至っている。さらにトイレからの復路では、点滴台は青木さんが右手で持ち、Bさんは両手で青木さんの左肩と左腕につかまって支えにしながら歩いてベッドに戻る、という往路とは異なる方法で介助している。これは「いつもと違う」と感じ、思わず行った行為であることがわかる。

　さらに青木さんは、ベッドサイドにしゃがみ込んで、Bさんと同じ目線の高さで「お腹つらいねえ」と言いながら、ずっと右手で腹部をさすっていた。これは青木さんの「あんなぱんぱんなお腹見てると、どうしたら苦しいのが楽になるかなって思っちゃうんです」という、Bさんに対するどうにか少しでも安楽にしたいという思いがそのまま行為として現れたのだといえる。

　二度の「いつもと違う」と感じ、思わず行う看護行為から連なる、青木さんが自らの身体を通して込めた思いは、Bさんの腹部をさすり続けるという行為となった。それはBさんの、さすり続ける青木さんの右手の上に自分の左手を重ねるという行動や、「青木さんにはね、いつも大変だけど、どうしよっかなーってときに、すうっと助けてもらってるの。前の入院のときもそうだった。今もこんなね。また助けてもらってる。青木さんが来てくれるだけでほっとするの」という言葉を引き出した。青木さんの「いつもと違う」と感じ、思わず行う看護行為は、Bさんの安全と安楽に寄与するとともに、情緒的な関係性はBさんの安心感につながっていることがわかる。

3 患者Sさんに対する看護実践

　Sさんは、胸腔ドレーン挿入中で軽度の認知症を伴う80歳代の男性患者である。Sさんのところに検温に向かう途中で、青木さんは「Sさん、胸腔ドレーン入ってるんだけど、この人いまいち肺の膨張が悪くてですね、明日レントゲン撮って膨張が悪かったら、（胸膜）癒着（術）になっちゃうんですよー。だからちょっと気をつけてないと」と話した。

　病室に到着してすぐに青木さんは、SpO_2（経皮的動脈血酸素飽和度）を測定しようとしてSさんの指先に触れたそのときに、「あっ、冷たい」とつぶやき、SpO_2の値を待たずにそのまま呼吸音の聴取をし、胸腔ドレーンルートを確認した。SpO_2は測定不能であった。青木さんは、「指先が冷たいですね。少しつらいですか?」とSさんに声をかけた。Sさんは、うんうん、と青木さんの顔を見てうなずき、「この人にはお見通しなんだね」と話した。青木さんはベッドサイドにしゃがみ込んで目線をSさんに合わせ、Sさんの指先を両手で包み込むように握り、「もうちょっとあったかくなるといいんだけどね。これじゃあつらいよね」「どうしたらいいかな。この管が早く抜けると、もうちょっと楽になるかもしれないけど、今はまだ水が出てるからね」と話した。Sさんは「この人にはわかっちゃうんだねえ。リハビリやるといつもこうなんだよ。リハビリなんかしないほうがいいの

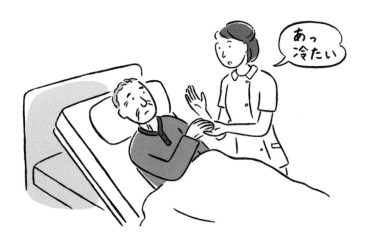

あっ
冷たい

かな」「管早く抜けないかな。リハビリがやりにくくて」と、青木さんをまっすぐに
みつめて話しながらも、ふうふうと呼吸をしたり、何度も咳嗽をしたりしていた。
青木さんは、「いちばん楽な格好で寝ていいからね」と言い残し、ベッドサイ
ドを後にした。

　廊下を歩きながら青木さんに、なぜ指先を握っていたのかを尋ねると、「や
だ、私、にぎにぎしてました? 無意識ですよ。ただサチュレーション測らなきゃ
と思って指に触れたら、すごく冷たくてびっくりした」「いつも冷たいんだけど、
今日はもっと。ほんとに冷たかった」「指先握ったらサチュレーションが上がるっ
てもんでもないんだけどね」と話した。

　青木さんはナースステーションに戻って主治医をみつけると、すぐに「Sさん、
すごく指先が冷たくて、SpO_2も測れないくらい。だから数字的にはわからな
いんだけど、呼吸がいつもよりちょっと苦しそうではあるの。でも音的（呼吸音）には
特に悪くなってる感じもないんですよね。んー、これでレントゲン悪かったら（胸
膜）癒着（術）やるんでしょ。先生、レントゲン、今日どうしますか?」と医師に相
談し、医師からレントゲン撮影の指示が出た。そのまま車イスを持参してSさん
のベッドサイドへ車イスごと入っていくと、「今、先生来たでしょ。レントゲン、今、
行っとこ、ね」とSさんに話しながら、車イスの位置を調整した。Sさんは「うん、
今さっき、先生が来て、レントゲン、撮るって言ってた」と話し、起き上がろうと
した。青木さんは左手をSさんの背中に軽く当てて起き上がりを介助し、ドレー
ンを整理して、Sさんの車イス移乗を介助してレントゲン検査室に連れていった。
帰室し、車イスごとベッドサイドに戻ると、Sさんの移乗を介助しながら「レント
ゲン、疲れたでしょ。少し休んどきましょうね」と言い、再び臥床するのを左手で
介助した。

　青木さんは、ナースステーションに戻るとただちにレントゲンをPC画面で
確認し、「あーよかったー。胸水、増えてない。（胸膜）癒着（術）しなくてよさそ
うだー」と笑顔で独り言を言い、主治医に電話連絡した。別の場所で画像を
確認した主治医から経過観察の指示を受けると、青木さんは「Sさんに言わな
くちゃ」とつぶやいて、小走りでSさんの部屋に向かった。ベッドサイドに行って
しゃがみながら、「Sさん、今日のレントゲンね、今までと特に変化がなくて、悪

くなってることもなかったからね、このまま休んでてって先生が言ってた。よかったね」と笑顔で話し、右手で側臥位のSさんの背中を軽くさすった。Sさんは青木さんの顔をじっと見て、「青木さん、ありがとね。うん、今日は静かにしてるよ」と微笑みながら、目を閉じた。

　退室後、廊下を歩きながら青木さんにSさんの背中をさすっていたことを話すと、「なんとかね、なんとかこのまま胸水が引いてくれないかなーと。指先冷たいし、レントゲン室寒いし、冷えちゃったかなー、とりあえず疲れてるみたいだなーと思って」と話した。

■■■■■ 1　この看護実践における一度目の「いつも」の方向性

　青木さんは、「Sさん、胸腔ドレーン入ってるんだけど、この人いまいち肺の膨張が悪くてですね、明日レントゲン撮って膨張が悪かったら、（胸膜）癒着（術）になっちゃうんですよー。だからちょっと気をつけてないと」と話している。このことから、訪室前から青木さんはSさんの呼吸状態の悪化の可能性を予測し、そのこと自体が「いつも」の方向性となっていることがわかる。

■■■■■ 2　一度目の「いつもと違う」という感覚

　青木さんは、部屋に到着してすぐにSさんのSpO₂を測定しようとして、Sさんの指先に触れたそのときに、「あっ、冷たい」とつぶやいた。呼吸状態の悪化の可能性の予測そのものは「いつも」の方向性であるが、青木さんが日常で知覚しているSさんの指先の冷たさだとSpO₂はこの程度だという「いつも」とは異なる予測以上の冷たさを、Sさんの指先に一瞬触れたそのときに感じ、「あっ、冷たい」とつぶやいたのである。この瞬間的な「あっ、冷たい」という感覚が「いつもと違う」という感覚となっていることがわかる。

■■■■■ 3　一度目の「いつもと違う」と感じ、思わず行う看護行為

　青木さんはSpO₂の値を待たずにそのまま呼吸音の聴取をし、胸腔ドレーンルートを確認するという行為に至っている。この一連の行為は、Sさんの指先に一瞬触れたそのときに青木さんが感じた「あっ、冷たい」という感覚に触発され

たものであることがわかる。

■■■■ 4　新たな「いつも」の方向性

　Ｓさんのいつもとは異なる指先の冷たさを青木さんが感じたことに触発されて、SpO_2の値を待たずに、呼吸音の聴取や胸腔ドレーンルートの確認をするという行為に至ることで、胸水の増加による呼吸状態の悪化の可能性ということを視野に入れた観察をし続けることが、青木さんの新たな「いつも」の方向性につながっている。

■■■■ 5　二度目の「いつもと違う」という感覚

　Ｓさんは「この人にはお見通しなんだね」「この人にはわかっちゃうんだねえ」と青木さんをまっすぐみつめて話しながらも、ふうふうと呼吸をしたり、何度も咳嗽をしたりしていたという記述に表れているように、Ｓさんにとっては自分のつらさをわかってもらえたという安心感につながっていた。しかし、Ｓさんの苦しそうな様子は、青木さんが想定していたよりも大きな苦痛だと視認され、「いつもと違う」という感覚となった。

■■■■ 6　二度目の「いつもと違う」と感じ、思わず行う看護行為

　青木さんは「指先握ったらサチュレーションが上がるってもんでもないんだけどね」と、指先を握ることで状況が好転するわけではないということを理解しながらも、Ｓさんの指先を包み込むように握るという行為を衝動的にしていることがわかる。さらに青木さんは、ナースステーションに戻って主治医をみつけると、すぐに「Ｓさん、すごく指先が冷たくて、SpO_2も測れないくらい。だから数字的にはわからないんだけど、呼吸がいつもよりちょっと苦しそうではあるの。でも音的（呼吸音）には特に悪くなってる感じもないんですよね。んー、これでレントゲン悪かったら（胸膜）癒着（術）やるんでしょ。先生、レントゲン、今日どうしますか？」と医師に相談し、レントゲン撮影の指示をもらうという行為をしている。

　青木さんは、Ｓさんの指先のただならぬ冷たさからＳさんの苦痛と気持ちを受

け取り、それに応えようとする、という鋭敏な感覚をもとにした行為を繰り返し、Sさんを常に気づかっていた。

　青木さんは、自らの「いつもと違う」という感覚によって突き動かされ、自身の感覚をもとに治療方針にまで介入していった。客観的な数値や観察結果よりも、青木さん自身が知覚したことに触発され、突き動かされた行為は、医師をも動かしている。そうした情緒的な強いつながりの中で行われた青木さんの行為は、Sさんにとっては、自分のつらさをわかってくれたという気持ちや安心につながっている。

田中さんの場合

1 田中さんのバックグラウンド

　田中さんは、臨床経験13年目の女性である。看護大学を卒業後、大学附属病院に就職した。現在所属している病院には開設時から勤務している。その間に結婚、産休、育休を経ながら交代勤務を継続している。現在の病棟へは昨年度に異動となり、今は2年目である。

　田中さんはインタビューの中で、「患者さんのことをしっかり観察できないと何も始まらないじゃない」「判断ができないと看護師はただそこにいる人になってしまう。ただ前の人と同じことをすればいい、じゃなくて、自分で考えなきゃ」「とにかくちゃんと正確に観察できること、観察って数字とかそういう客観的なのだけじゃなくて、学校で習った全人的にみるっていうのかな。その患者さん丸ごと観察するっていうのが大事」「ケアしなきゃ看護師じゃないよね。ときどきケアしない人いるでしょ。あれは看護師じゃないよ。相手が高齢者だと特にケアしなきゃいけない人多いし、ケアしない人は看護師じゃないね」「いろいろ迷うけどね、これでよかったのかなって思うこともあるし。でも自分で考えて工夫しなきゃ」「やっぱね、ちゃんと自分で考えなきゃだめだよ。人に責任転嫁してるのといっしょ。考えてやったことは自分で責任とらないと」と話している。

2 患者Hさんに対する看護実践

　Hさんは、左半結腸切除術後に一般的な回復過程を経て退院したものの、退院後に排便がなく、イレウスとなって緊急入院し、一時的人工肛門造設術を受けた術後5日目の60歳代の女性である。田中さんは、夜勤者からの申し送

りが終わると、「Hさんね、前の手術の入院のときは術後の経過とかは問題な
かったんだけど、アレルギー食材とかでトラブルがあったりして、それで今回こん
な形の入院で、しかもストーマでしょ。そりゃ神経質にもなりますよ」とナースス
テーションで話していた。さらに、電子カルテを見て「離床進んでないね。でも
洗髪可か。離床しないとだし、洗髪だな」とつぶやくと、検温に向かった。

　Hさんは田中さんの顔を見るとすぐに、「田中さん、田中さんがね、この細
い針にしてくれたおかげでチクチクしなくなったの。ほんと助かってるの。ありが
とう」と笑顔で話した。田中さんが「あ、点滴ですね。もう少しご飯が食べられ
るようになると点滴減るんですけど、どうですかねえ。食欲、いまいちですか?」
とHさんに尋ねると、Hさんは「主食がお粥でしょ。主食がお粥ばっかりだと食
欲なくなるのよ。それにねえ私、アレルギーのことがあるから、食事にはちょっと
慎重になってるの。点滴してるから栄養は大丈夫でしょ。点滴のことよりアレル
ギーのことが心配なの」と表情をくもらせながら話した。さらに「それにねえ、こ
の前の手術の後、普通に食べるようになったらすぐ便秘になって、結局またこう
いう手術になったでしょ。もうそんなにご飯食べることに焦らないほうがいいと
思うの」と続けて話した。

　田中さんは、Hさんの目を見て、真剣な表情でうなずきながら話を聴いてい
た。Hさんが一気に話し終えると、田中さんは「うん。Hさん、大変でしたよね、
ここまで来るのも。アレルギーのことも心配ですしね。やっとお粥で食べられる
ようになったけど、お粥って飽きますよね。うん。おかずのことは栄養課も慎重
になって、Hさんのおかずは必ず個別にチェックが入ってるし、私たちも配膳す
る前に必ず2人の看護師で確認してから配膳するようにしてるからね、もうアレ
ルギー食材が入ってるってことにはならないと思ってるんだけどね。ただ、いつ
までも点滴に頼ってるわけにもいかないから、食欲もあんまりないし、怖いかな
とも思うんだけど、もうちょっと食べられるようになるといいかな」と話した。Hさ
んは「うん。助けてもらった田中さんだから言っちゃうけどね。なんでもかんでも
怖くなっちゃってね。どうしても慎重になっちゃうのね。でも、もうちょっと信じない
とね。早く退院したいし」と、田中さんの目を見て話した。田中さんは「うん。H
さんが安心できるように私たちもできることはやるからね。がんばりましょう」と話

した。

　続けて田中さんは、「最近歩いてますか？　もう歩いてもいいって言われてると思うんですけど」と尋ねた。Ｈさんは「歩くとね、頭のこのあたりがなんだかふわふわするのよね。ふわふわ」と、点滴の入っていない右手を前頭部に当てて、話した。田中さんは右手でＨさんの後頭部を支えながら、左手で前頭部に触れて、「このへんがふわふわするんですね？」と尋ねると、Ｈさんは「うん。そうなの。今もね、こうやって長いこと座ってお話ししてるでしょ。長いこと起きてるとふわふわするの」と、眉間にしわを寄せて話した。「ふわふわか。ちょっと血圧測らせてくださいね」と言って、田中さんは血圧を測定した。「いつもだと血圧90代くらいですもんね。今やっぱり少し血圧低くて、80代ですね。少しずつ起きてることに慣れてかないと、退院したら困っちゃうから、そんなに苦しくなければ少し起きて身体を動かしましょう」とＨさんに促した。Ｈさんは「あ、やっぱりちょっと血圧低いからふわふわしたんだね。なんでだろうって心配だったから、原因がわかって安心、うん」「それでね、さっき朝早く、ほかの看護師さんからシャワー入っていいって言われたんだけど、いきなりシャワー入っていっぺんに身体も頭も全部ってねえ、まだそこまではねえ」と、少し明るい表情で話した。田中さんが笑顔で「そうですよね。いきなり1人で全部は大変だから、私、お手伝いしますよ。今日は頭だけ洗って、明日シャワーで身体もしっかり洗いましょう」と言うと、Ｈさんは「うん。ちょっとふわふわするのが心配だから、今日は自分でじゃなくて、頭洗うのを手伝ってもらいたいわ」と笑顔で話した。

　田中さんはいったんナースステーションに戻り、その場にいた主治医に「あの患者さん、前頭部がふわふわするって、それが心配だって言ってるし、血圧も80代だし、そのままシャワーってわけにはいかないと思うんですよね。血圧低いですよ。だからふらつき結構あるんじゃないかなと思うんですよ」と言い、続けて「何か点滴追加するとかじゃなくて、ちょっと点滴の速度を速めて血圧が上がるようにすれば離床できそうですよ、この患者さん」と話した。主治医は「血圧、低いよねえ。術後はまあ問題ないし、歩くようにって本人に言っといたんだけど、この調子じゃ歩けてないね。まあ、あんなことのあった人だから、本人も心配なんだろうし、点滴の速度上げて90代くらいまで血圧が上がればどんどん

歩いてもらいたいよねえ」と田中さんに話し、点滴速度を上げ、洗髪することになった。

　田中さんが血圧計を持参してHさんの病室を再度訪れると、すでにシャンプーやタオルを準備して整えており、笑顔で「言われてみるとね、何日も洗ってないの、気持ち悪いからきれいにしたくなっちゃった」と言って、自ら立ち上がって洗髪室に向かった。洗髪は滞りなく終了したが、仰向けになっていた洗髪イスを坐位に戻すと、Hさんは「あ、またふわふわする」と言い、顔を両手で覆ってしまった。田中さんは「このまま少し座って、髪を乾かしながら様子をみましょう」と言って、点滴速度を速め、ドライヤーで髪を乾かした。しばらく座って目を閉じてじっとしていたHさんは、「うん、ふわふわするの、少し楽になったわ」と話した。田中さんはHさんの顔をのぞき込みながら、「ゆっくり立ちましょう」と促し、ゆっくり立たせてそのまま帰室しようとした。

　立位になったときに、田中さんはHさんの右手を自分の左前腕にさっと絡めて支えた。Hさんは左手は点滴棒を支えにし、右手は田中さんの左前腕を支えにして廊下をそろそろと歩いていたが、廊下の途中で「あ、またふわふわする」と言って、立ち止まってしまった。田中さんはHさんの顔を見て、もう一度自

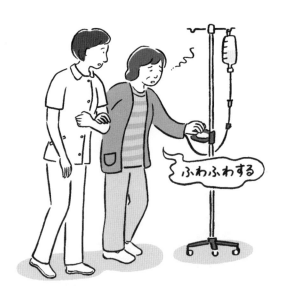

ふわふわする

分の左前腕にHさんの右手をしっかり絡めて、「大丈夫ですよ。そのままゆっくり歩きましょうね。もうすぐお部屋だから、休み休みゆっくり歩きましょう」と促した。Hさんは「はい。休みながらゆっくり行きます」と下を向いて話しながら、ゆっくり歩いて帰室した。

　田中さんはHさんをファウラー位にすると、すぐに血圧を測定した。90代であることを確認し、「大丈夫」とつぶやいて、Hさんに「たぶん、今日は血圧がどうも低いからふわふわするんだと思います。点滴の速度を少し上げて様子をみていますから、少し休みましょうね」と話した。Hさんは「田中さんがこまめにみてくださるから、途中でふわふわしても心配じゃなかったの。さっぱりしたし、頭洗えてよかった。もう大丈夫。しばらく休んでます」と笑顔で話した。さらに、「ねえ、しばらく休んだら、廊下をまた歩いてみたいんだけど、今日はやめといたほうがいい?」と尋ねた。田中さんは「しばらく休んで血圧が落ち着いたら、廊下歩きましょう。たくさん運動するとお腹にもいいし。ゆっくりでいいんだけど、がんばりましょうね」と笑顔で話して、退室した。

　田中さんは廊下で、「ま、大丈夫でしょ。そういう感じ」「今の洗髪後のふわふわするっていうのは、たぶん気持ちの問題かな。脱力してなかったし、顔色も悪くなかったしさ。いろんなことに神経質になってる人だからしょうがないね」「ほんとは、もっとがんがん歩いて離床してもらわないとなんだけどね。まあ、本人も心配して敏感になってるし、歩くことに慣れてもらったほうがいいな」とつぶやいていた。

■■■ 1　この看護実践における最初の「いつも」の方向性

　田中さんは、訪室前に「Hさんね、前の手術の入院のときは術後の経過とかは問題なかったんだけど、アレルギー食材とかでトラブルがあったりして、それで今回こんな形の入院で、しかもストーマでしょ。そりゃ神経質にもなりますよ」と話していた。また、電子カルテを見て「離床進んでないね。でも洗髪可か。離床しないとだし、洗髪だな」とつぶやいていた。こうしたことから、田中さんにとっては、Hさんがトラブル続きで神経質になっていて、離床が進んでいないことが「いつも」の方向性となっていることがわかる。

■■■■■ 2 一度目の「いつもと違う」という感覚

　Hさんがトラブル続きで神経質になっていることや、離床が進んでいないことは、田中さんにとっては「いつも」の範囲内であったが、その原因が「歩くとね、頭のこのあたりがなんだかふわふわするのよね。ふわふわ」という自覚症状にあることは、田中さんにとって「いつもと違う」という感覚であった。

■■■■■ 3 一度目の「いつもと違う」と感じ、思わず行う看護行為

　Hさんとの対話の中で、歩くとふわふわするという症状をキャッチするとすぐに、田中さんはHさんの血圧を測定した。Hさんのふわふわするという自覚症状を「いつもと違う」と感じると同時に、血圧を測定するという行為に至ったのである。田中さんから血圧測定の結果を聞いたHさんは、「あ、やっぱりちょっと血圧低いからふわふわしたんだね。なんでだろうって心配だったから、原因がわかって安心、うん」と話しており、田中さんの行為はHさんの安心感につながっていることがわかる。

■■■■■ 4 新たな「いつも」の方向性

　田中さんは主治医にHさんの血圧が低いことを報告するとともに、「何か点滴追加するとかじゃなくて、ちょっと点滴の速度を速めて血圧が上がるようにすれば離床できそうですよ、この患者さん」と提案した。このことから、血圧を補正しながら引き続き離床を進めるという新たな「いつも」の方向性を自らの内に取り込んでいることがわかる。

■■■■■ 5 二度目の「いつもと違う」という感覚

　田中さんは、血圧を補正しながら継続して離床を進めるという新たな「いつも」の方向性のもとにHさんに洗髪を実施したが、洗髪を終えて坐位になったHさんは再び「あ、またふわふわする」と言い、顔を両手で覆ってしまった。しかし、このことは田中さんにとっては想定の範囲内のことであり、新たな「いつも」の範疇にあった。ところが、左手は点滴棒を支えにし、右手は田中さんの左前腕を支えにして廊下をそろそろと歩いていたHさんは、廊下の途中で「あ、

またふわふわする」と言って、立ち止まってしまった。すでにとるべき策はとった上でHさんを支えていた田中さんにとって、廊下の途中でふわふわという自覚症状によって立ち往生したことは、二度目の「いつもと違う」という感覚につながったことがわかる。

■■■■ **6 二度目の「いつもと違う」と感じ、思わず行う看護行為**

　田中さんは、Hさんのふわふわするという症状によって廊下で立ち往生するという「いつもと違う」という感覚を身体で感じ取ると同時に、Hさんの顔を見て、もう一度自分の左前腕にHさんの右手をしっかり絡めて、「大丈夫ですよ。そのままゆっくり歩きましょうね。もうすぐお部屋だから、休み休みゆっくり歩きましょう」と促して、そのまま歩くという行為に至っている。この「大丈夫」について田中さんは、「ま、大丈夫でしょ。そういう感じ」「今の洗髪後のふわふわするっていうのは、たぶん気持ちの問題かな。脱力してなかったし、顔色も悪くなかったしさ。いろんなことに神経質になってる人だからしょうがないね」と話している。田中さんは「いつもと違う」という感覚を身体で感じ取り、視覚や触覚で顔色や脱力がないことを瞬時に感じたのと同時に、このまま歩き続けても支えていれば大丈夫であろうことを身体で感じ取って行動していることがわかる。

　Hさんは、田中さんの行為に対して「田中さんがこまめにみてくださるから、途中でふわふわしても心配じゃなかったの」と笑顔で話しており、田中さんの行為はHさんの安心と信頼につながっていることがわかる。さらに、Hさんは「ねえ、しばらく休んだら、廊下をまた歩いてみたいんだけど、今日はやめといたほうがいい?」と話しており、田中さんの行為はHさんの離床への意欲につながっていることもわかる。

3　患者Uさんに対する看護実践

　Uさんは、化学療法目的で3日前に入院した70歳代の男性である。2日前の化学療法後、トイレに立ち上がったときに原因不明の意識消失発作を起こし、

転倒して便失禁した、と夜勤者から申し送りがあった。さらに夜勤者から、それでも現在もトイレに行くときにナースコールを押さずに自力で立ち上がろうとしていることと、昨夜もベッドから転落して点滴ルートが抜けてしまった旨が追加された。田中さんは夜勤者からの申し送りが終わると、「とりあえず、心配だからUさんかな」とつぶやき、電子カルテワゴンを持ってUさんの病室を訪れた。

　訪室すると、Uさんは仰臥位でベッドに寝て、テレビを見ていた。ベッドは3点柵となっていて、頭上には離床センサーが付いていたが、Uさんがベッドから降りる気配はなかった。田中さんはUさんに近づいて、「Uさん、今はふわっとした感じはないですか?」と尋ねた。Uさんは「寝てれば大丈夫。急に起きるとだめみたいだね。自分でもよくわからないんだよ」と話した。田中さんはうん、うん、とうなずきながらUさんの話を聞き、仰臥位のまま血圧を測定した。そして「うん、寝てれば血圧は下がらないんだな」とつぶやき、「Uさん、起きるとどんな感じになるの?」と尋ねた。Uさんは「起きるとだめみたいなんだけどさあ、自分でもよくわからないんだよ」と繰り返した。

　田中さんは「Uさん、ちょっと起こすよ。ちゃんと見てるから」と言い、おもむろにベッドをヘッドアップしながらUさんの顔を見ていた。ベッドの角度が60度くらいになったときに、それまで「大丈夫、大丈夫」と話していたUさんの首が、突然ガクッと前に折れた。田中さんは「うわっ」と短く鋭くつぶやくと、すぐにベッドを仰臥位に戻しながら血圧を測定した。血圧値を見た田中さんは、「やっぱり急に起きると(最高血圧が)80代切るね」とつぶやき、仰臥位になったUさんに「起きると血圧が下がるみたいなんだけどね」と話した。Uさんは「自分でも何がなんだかわからなかったんだけど、大丈夫だと思ってたらほんとに突然グラッとした。ベッドが平らに戻ったら、また大丈夫になったんだよ」「これじゃ1人で歩けないね」と伏し目がちに話した。

　さらにUさんは、「やっぱりこれって抗がん剤のせい? 初めての(転んだ)ときから抗がん剤のせいじゃないかと思ってたけど、そうなの? 抗がん剤でこんなんなるの?」と、顔を上げて眉間にしわを寄せて田中さんと目を合わせて尋ねた。田中さんは「原因は私にもわかんないです。でもね、トイレとか大変だろうから、先生と相談してみます」とUさんに話した。Uさんは再び伏し目がちに

　II…6人の看護師の「いつもと違う」と感じ、思わず行う看護行為の記述

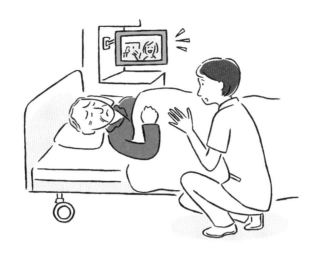

なりながら、「うん。もう1人でトイレ行くの、やめるよ。また（便を）漏らしたら嫌だし。自分じゃわからなかったけど、（便を）漏らすなんてびっくりした。これも抗がん剤のせいかと思って怖かったよ」と、時折田中さんの顔を見ながらぽつぽつと話した。田中さんは「そうですね。こんだけ急に血圧が下がると、意識っていうか自分でわかんなくなるっていうか、それは怖いですよね。知らないうちに倒れちゃって、けがしたりするかもしれないですしね。お手洗いのときには必ずこのボタンで呼んでくださいね」と、Uさんの顔をのぞき込みながら話した。Uさんは田中さんの話に何度もうん、うん、と言いながら、うなずいていた。田中さんは「うん、これ、もういいや」とつぶやき、足元のベッド柵と離床センサーを外した。Uさんは田中さんがベッド柵と離床センサーを外しているのを見ながら、「これ、付けとかなくていいの?」と田中さんの顔を見て、話した。田中さんは「うん。ちゃんとトイレ行くときは教えてくれると思うから大丈夫。ほんとに血圧下がっちゃうから、トイレ行くときは必ず呼んでくださいね」とUさんに話した。Uさんは「うん。1人じゃもう怖くてトイレ行けないから、呼ぶね。頭のとこにくっついてたこれ（離床センサー）、引っ張ると鳴っちゃうから気になっちゃってね。（身体の）向き変えるのもそーっとでね。取ってくれて助かった」と笑顔で話した。田中さんはUさんの顔を見て、「絶対に呼んでね」と言って、退室した。

　退室後、田中さんは廊下を歩きながら「受け答えとか表情とか見てると、別

に不穏になるとか、認知機能が低いとか、そういう人じゃないし。ちゃんと理解できれば、1人でトイレ行って転倒することもないかなって」「これ（離床センサー）ね、頭のところにくっついてるから、認知がしっかりした人だと気になっちゃってしょうがないんですよ。Uさんはしっかりしてるから、これ、気になるだろうなと思って」と話した。さらに田中さんは廊下の端にとどまって、電子カルテを見ながら「Uさん、安静度はフリーになってるけど、1人でいるときにまた転倒しても困るから、安静度変えとかないと。シャワー浴可だけど、シャワーの最中にまた意識が飛んでも困るから、このよくわかんない発作みたいのが治まるまでは清拭にしとこうかな」と話した。

▰▰▰▰ 1　この看護実践における最初の「いつも」の方向性

　田中さんは「とりあえず、心配だからUさんかな」と話している。Uさんが化学療法後に立ち上がったときに原因不明の意識消失発作を起こして転倒したことや、便失禁したというエピソードを含んだUさんの姿から、この日の担当患者の中で最も優先順位の高いのはUさんだから、最初に訪室するというのが、田中さん自身の「いつも」の方向性である。

　さらに、Uさんの病室を訪れて、仰臥位のまま血圧を測定し、「うん、寝てれば血圧は下がらないんだな」とつぶやいていることから、仰臥位のときには血圧に変化がないというUさんの姿も、田中さんにとっては「いつも」の姿であることがわかる。

▰▰▰▰ 2　一度目の「いつもと違う」という感覚

　田中さんはあえてベッドをヘッドアップをしながらUさんの顔を見ていたが、角度が60度くらいになったときに、それまで「大丈夫、大丈夫」と話していたUさんの首が、突然ガクッと前に折れて、「うわっ」と短く鋭くつぶやいた。このことから、予想以上にUさんの身体が激しく反応した状況に陥ったことに対して、「いつもと違う」という感覚が、田中さんの視覚を通して知覚されたことがわかる。

■■■ 3　一度目の「いつもと違う」と感じ、思わず行う看護行為

　田中さんは、「うわっ」と短く鋭くつぶやくと同時に、ベッドを仰臥位に戻しながら血圧を測定する、というように、「いつもと違う」という感覚を抱いて、とっさに行動している。これは、ヘッドアップをしたことによる低血圧であるという田中さん自身のこれまでの臨床経験の中から起きた、突発的な行為である。

■■■ 4　新たな「いつも」の方向性

　田中さんは「やっぱり急に起きると(最高血圧が) 80代切るね」とつぶやき、仰臥位になったUさんに「起きると血圧が下がるみたいなんだけどね」と話した。想定した以上に激しくUさんの身体が反応したことと、急に起き上がったことによってUさんの血圧が低下したということを、新たな「いつも」の方向性としている。

■■■ 5　二度目の「いつもと違う」という感覚

　急に起き上がったことによってUさんの身体が過剰に反応して、血圧が低下したということは、田中さんにとって新たな「いつも」であった。しかし、その後にUさんが「やっぱりこれって抗がん剤のせい？ 初めての(転んだ)ときから抗がん剤のせいじゃないかと思ってたけど、そうなの？ 抗がん剤でこんなんなるの？」と顔を上げて、眉間にしわを寄せて田中さんと目を合わせて尋ねたことは、田中さんにとって想定外の出来事となった。さらに続けて、Uさんが伏し目がちになりながら、「うん。もう1人でトイレ行くの、やめるよ。また(便を)漏らしたら嫌だし。自分じゃわからなかったけど、(便を)漏らすなんてびっくりした。これも抗がん剤のせいかと思って怖かったよ」と、時折田中さんの顔を見ながらぽつぽつと話したことは、急なベッドのヘッドアップによる血圧低下に関心を寄せていた田中さんにとって、二度目の「いつもと違う」という感覚となった。

■■■ 6　二度目の「いつもと違う」と感じ、思わず行う看護行為

　急な血圧の低下を「原因は私にもわかんないです」としながらも、Uさんと対話をする中で田中さんはおもむろに、「うん、これ、もういいや」とつぶやき、

足元のベッド柵と離床センサーを外している。田中さんはこのときのことを振り返って、「受け答えとか表情とか見てると、別に不穏になるとか、認知機能が低いとか、そういう人じゃないし。ちゃんと理解できれば、1人でトイレ行って転倒することもないかなって」「これ（離床センサー）ね、頭のところにくっついてるから、認知がしっかりした人だと気になっちゃってしょうがないんですよ。Uさんはしっかりしてるから、これ、気になるだろうなと思って」と話している。さらに田中さんは、「Uさん、安静度はフリーになってるけど、1人でいるときにまた転倒しても困るから、安静度変えとかないと。シャワー浴可だけど、シャワーの最中にまた意識が飛んでも困るから、このよくわかんない発作みたいのが治まるまでは清拭にしとくかな」と言っている。これらのことから、田中さんは「いつもと違う」という感覚をその場でリフレクションして、次の行為につなげていることがわかる。

　こうして二度の「いつもと違う」と感じ、思わず行った看護行為を経て、Uさんの安全が担保されるとともに、離床センサーによる苦痛を除去できている。この一連の看護実践によって、Uさんの「うん。1人じゃもう怖くてトイレ行けないから、呼ぶね。頭のとこにくっついてたこれ（離床センサー）、引っ張ると鳴っちゃうから気になっちゃってね。（身体の）向き変えるのもそーっとでね」というUさんの内に秘めていたニーズが引き出されたとともに、Uさんは「取ってくれて助かった」と笑顔で話しており、安心につながっていることがわかる。

木村さんの場合

---

1 木村さんのバックグラウンド

　木村さんは臨床経験3年目の女性である。大学の看護学部を卒業後、現在所属する病棟に勤務して3年目である。

　木村さんはインタビューの中で、「患者さんのところに行って、パパっといろんなことに気づくようにならないといけないと思うんです」と話す。「こう、なんていうか、気づくっていうのは、その患者さんのことをちゃんと見てないとできないことだと思うんですよね。それができないと看護師じゃない」「患者さんの苦痛はすぐ対処しないといけないと思ってます。小さい苦痛にも気づかないと」と語る。さらに「私はもっとできるナースになりたいんですよ。バリバリ動ける先輩ってかっこいいと思います。まだ3年目ですけど、外科でバリバリやれるナースになりたいんです」と話している。

---

2 患者Rさんに対する看護実践

　朝の申し送り前に、木村さんは「私は最近Aチームに移ってきたばかりなので、患者さんもわかる人とよく知らない人といるんですよー。だからちょっと不安なんです」と言っていた。さらに「今日はメンバーが足りないんで、受け持ちの人数がちょっと多いんですよ。みんなご飯も始まってない術後だったり、今日からご飯だったりするから、ちょっと大変かな」と話した。申し送り直前の木村さんは、「今日は術後1日目が1人、術後2日目が2人、手術出しが1人、ほかに2人。結構ヘビーじゃん」とつぶやきながら、電子カルテを見つつ、メモに余念がない。

申し送り後、巡視の準備を終えると、「よし、とりあえず、昨日緊急オペのR
さんがいちばん心配だから、ここから行こう」とつぶやいて、Rさんの病室を訪
れた。Rさんは右腹部外傷で昨日緊急入院して、そのまま開腹術となった、術
後1日目の60歳代の女性である。木村さんは、足元からじっと臥床しているR
さんの姿を見て、「点滴、ドレーン、ルート……」とRさんの周囲にある物を1つ
ずつぶつぶつ小さく声に出しながら、右示指を向けて指さし確認していた。木
村さんに何をしているのかと尋ねると、「患者さんの周辺とか、患者さん本人と
か。足元から全体を見てるんですよ」と話した。

　Rさんは眉間にしわを寄せて、「うーっうーっ」と呻吟して苦悶し、閉眼したま
ま臥床していた。木村さんは足元からRさんの顔を遠目に見て、「痛そうだな」
とつぶやくと同時に、ベッドサイドに近づき、Rさんの顔をしっかり見ながら、「R
さん、なんだかげっそりしてますよね。顔色もよくないし。緊急手術だったし大変
でしたね。お腹痛くて眠れなかったんですよね」と言った。そして、痛みのある
腹部に乗せているRさんの右手に自分の右手を重ねて、「大変でしたね。今
ちょっと血圧とか確認してから、痛み止め使いましょうね」と言い、すぐにバイタ
ルサインを測定した。それから事前に指示のあった鎮痛剤を走って取りに行き、
すぐに準備して、「Rさん痛そうだったから、早く点滴しないとね」と言って、廊
下を小走りに駆けてRさんの部屋に戻った。仰臥位で眉間にしわを寄せたまま
「うーっうーっ」と呻吟し続けて閉眼したままのRさんの顔を見ながら、「痛み止
め、点滴で落としますからね。点滴なので早めに効いてくると思います。少し
休みましょうね」と声をかけると、すぐに側管から鎮痛剤を開始した。木村さん
は数秒間、Rさんの右側のベッドサイドでじっと顔を見ていたが、「うん、ちょっと
様子見て、また戻ってこようかな」とつぶやくと、Rさんの右手の上に再び自分
の右手を置いて、「薬が効いてきた頃にまた来ますけど、ナースコール、ここに
握っておきましょうね」と右手にナースコールを握らせた。Rさんは開眼し、「看
護師さんありがとう。もうちょっと我慢してみるね」と話した。

　Rさんの部屋を出た木村さんに、なぜ患者さんを足元から観察するのかを尋
ねると、「足元から全体を見て、1個ずつ、いつもの術後といっしょかなーって
確認するんですよ、1個ずつ。それでいつもの術後と違うところがあると、そこを

もっと調べるって感じです」と話した。さらに、「私はまだ経験がなくて、なんていうか、こう先輩たちみたいにパパっとおかしいことかに気づくことができないんですけど、そういうのをどうやったらできるかなーって思って、自分なりのやり方で1個ずつ確認して、いつもの術後と違うところに気づこうと思ってやってるんですよ」と話した。

　ほかの患者の検温を終え、鎮痛剤点滴開始から30分後に再度Rさんの病室を訪れると、Rさんは穏やかな顔をして眠っていた。木村さんは、「あ、寝ちゃってる。ちょっとは治まったかな」と小声でつぶやき、そっと部屋を出た。何度かRさんと手を重ねていたことを木村さんに尋ねると、「顔見るとすごい苦しそうだし、痛いところずっと押さえてるし、あー痛いんだろうなーっと思って。外傷だし、緊急入院で手術だし、昨日全然寝れてないかなーとは思ってたけど、こんなに痛みがあったら眠れないなーと。もう少し寝かせたら、ちょっと起こして離床始めようかなーって」と話した。

　さらに15分後に再度訪室すると、Rさんはまだ眠っていた。木村さんは「Rさん、ベッド上げますよ」と言うと、おもむろにヘッドアップを始めた。Rさんはパッと開眼し、「びっくりした。でも看護師さんが痛み止めやってくれたから大丈夫」と笑顔で話した。木村さんは60度くらいまでヘッドアップした後、「Rさん、今日からもう、こうやって頭を上げて座るところから練習を始めて、午後には立つ練習もします。身体を少しずつ慣らしていかないとね」とRさんの顔に近づき、目線を合わせて笑顔で話した。Rさんは「うん、そうね。起きても今は大丈夫です。ありがとう」と木村さんに両手を差し出した。木村さんは「あ、すみません、手汗でベトベトしてたらごめんなさい」と、はにかんで言いながら、笑顔で両手で握り返した。

　その瞬間、Rさんは突然ボロボロと泣き出した。Rさんは涙を流しながら「あなた、とっても元気で、こっちまで元気になれそうな気がするわ。本当は私、死んじゃいたくって、首とか手とか身体とか、あちこちちょっと切ったんだけど、それじゃだめだと思って、ここ（右腹部外傷部位を右示指で指しながら）にナイフ刺したの。死にたくて。死んじゃってもいいかなって思ってたんだけど、結局生きてた。そうね、私、生きてるの。生きててよかったかもしれない。だって、今は死にたく

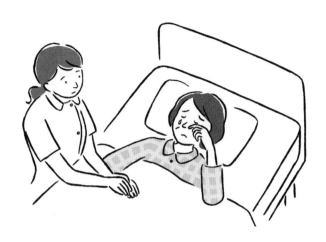

ない。早くあなたみたいに元気になりたい」と、いったん木村さんの手を離して、涙を拭いながら木村さんの目を見て、絞り出すような小さな声で訴えた。木村さんはRさんの話をうなずきながら黙って聞いていた。木村さんは自らRさんの両手の上に自分の両手を重ねた。そして「ここに来る前にそんなことがあったんですね。私もRさんが生きててくれてよかったです。痛かったでしょ。でも元気になりましょうね」とRさんの目を見て、Rさんに両手を重ねたまま話した。Rさんは「うん、うん」と涙声でうなずき、「早く元気になりたい」と微笑した。木村さんは、「まずは起きてることに慣れるように、しばらく起きてましょうね」と言い、ナースコールを右手に握らせて退室した。

　Rさんの部屋を出て木村さんにインタビューすると、「はーびっくりしたー。焦ったわー。あの患者さん、自傷行為だったんだー。さっきチラッと見たカルテになぜか創部の写真があって、傷が妙にじくじくしてるなーって思ったんだけど。あーなんかしたいと思うけど、何すればいいかわかんない」「でも、大丈夫なのかなあ。今はまた自殺とかしない感じだけど、退院してからとか、ちゃんと自殺のこととかケアしてくれる人いるのかなあ」と話した。

　そして再び電子カルテを見てみると、家族が夜間は付き添っていたことが確認された。「なんだ、旦那さんいるんだ。両親も近くに住んでるし。そのうち会えるかな」とつぶやいた。木村さんに家族と会ってどうするのかと尋ねると、「こうなった経緯とか、これまでのあの患者さんの人生とか、ちょっと聞いとかないと。

また自傷行為するかもしれないじゃないですか。ほかになんかできることないか、リーダーにも聞いてみます」と話した。

■■■ 1　この看護実践における最初の「いつも」の方向性

　木村さんは「よし、とりあえず、昨日緊急オペのRさんがいちばん心配だから、ここから行こう」と、緊急手術となった患者を最優先するという方向性を定めている。さらに木村さんが、「足元から全体を見て、1個ずつ、いつもの術後といっしょかなーって確認するんですよ、1個ずつ。それでいつもの術後と違うところがあると、そこをもっと調べるって感じです」「私はまだ経験がなくて、なんていうか、こう先輩たちみたいにパパっとおかしいことかに気づくことができないんですけど、そういうのをどうやったらできるかなーって思って、自分なりのやり方で1個ずつ確認して、いつもの術後と違うところに気づこうと思ってやってるんですよ」と話しているように、木村さんにとって情報の少ない中で術後1日目の患者を観察するにあたり、足元から患者の全体像を把握するとともに、1つずつ患者の周囲を指さし確認するというのが、木村さんの術後1日目の「いつも」の方向性であることがわかる。

■■■ 2　一度目の「いつもと違う」という感覚

　術後1日目のRさんが眉間にしわを寄せて、「うーっうーっ」と呻吟して苦悶し、閉眼したまま臥床している姿は、木村さんにとって「いつもの術後1日目とは違う」と感じられた。

■■■ 3　一度目の「いつもと違う」と感じ、思わず行う看護行為

　木村さんは、眉間にしわを寄せて呻吟して苦悶するRさんの姿をとらえると同時にRさんに近づき、「Rさん、なんだかげっそりしてますよね。顔色もよくないし。緊急手術だったし大変でしたね。お腹痛くて眠れなかったんですよね」と言いながら、Rさんが痛みのある腹部に乗せている右手に自分の右手を重ねた。そして、「大変でしたね。今ちょっと血圧とか確認してから、痛み止め使いましょうね」と言って、バイタルサインを測定した。それから鎮痛剤を走って取り

にいき、廊下を小走りに駆けて戻ってきて、鎮痛剤を開始した、という一連の連続した行為に至っている。

■■■■■ 4 新たな「いつも」の方向性

木村さんが、「こんなに痛みがあったら眠れないなーと。もう少し寝かせたら、ちょっと起こして離床始めようかなーって」と話していることからわかるように、術後疼痛に苦痛を感じるRさんの姿や、痛み止めが奏効したRさんに改めて離床を促すことが、木村さんの新たな「いつも」の方向性となっていることがわかる。

■■■■■ 5 二度目の「いつもと違う」という感覚

Rさんの離床を始められたことは、木村さんにとっては新たないつもの方向性であったが、「ありがとう」と両手を差し出したRさんが、木村さんが笑顔で両手を握り返したその瞬間に、突然ボロボロと泣き出し、「あなた、とっても元気で、こっちまで元気になれそうな気がするわ。本当は私、死んじゃいたくって、首とか手とか身体とか、あちこちちょっと切ったんだけど、それじゃだめだと思って、ここ(右腹部外傷部位を右示指で指しながら)にナイフ刺したの。死にたくて。死んじゃってもいいかなって思ってたんだけど、結局生きてた。そうね、私、生きてるの。生きててよかったかもしれない。だって、今は死にたくない。早くあなたみたいに元気になりたい」と木村さんの目を見て、絞り出すような小さな声で訴える姿は、木村さんにとって二度目の「いつもと違う」という感覚につながった。

■■■■■ 6 二度目の「いつもと違う」と感じ、思わず行う看護行為

木村さんは、Rさんが自傷行為であったことを泣きながら話すのをうなずきながら黙って聴くことで、聴覚でRさんのつらさを感じ取ると同時に、自らRさんの両手の上に自分の両手を重ねるという行為に至っている。さらに木村さんは、「ここに来る前にそんなことがあったんですね。私もRさんが生きててくれてよかったです。痛かったでしょ。でも元気になりましょうね」と話すという行為を続けた。Rさんの手に思わず自分の手を重ね、Rさんのつらさを直に感じて声を

かけたいという、「いつもと違う」と感じ、衝動的に突き動かされた行為であることがわかる。

　そして木村さんは、「あーなんかしたいと思うけど、何すればいいのかわかんない」「でも、大丈夫なのかなあ。今はまた自殺とかしない感じだけど、退院してからとか、ちゃんと自殺のこととかケアしてくれる人いるのかなあ」とRさんのことに関心を寄せ続け、退院後のサポートのことを気にかけている。この看護実践に通底する木村さんの気づかいは、相互に触れ合う身体を通してRさんに伝わり、Rさんの生きたいという意欲につながっていることがうかがえる。

③　患者Yさんに対する看護実践

　Yさんは、十二指腸穿孔で緊急手術後2日目の60歳代の男性である。夜勤者から、術後せん妄で時折1人でベッド柵を乗り越えて立とうとしたり、夜間に興奮して叫んだりしたものの、今朝は疲れて眠っている、との申し送りがあった。木村さんは何度もうなずきながら申し送りを聞いてメモすることに余念がなく、申し送りが終わって数分はメモと電子カルテをじっくり見渡していた。そして「やっぱりこのせん妄の人、起きてたら大変だよな、いちばん先に回ろう」「あ、そうか。昨日離床できてないんだ。ちゃんと離床できるかな」とつぶやき、巡視の準備を整えるとすぐにYさんの病室を訪れた。

　訪室すると、Yさんはパッと目を見開いて木村さんをじっと見た。木村さんは笑顔でYさんのベッドに近づきながら、Yさんに本日の担当である旨を告げると、Yさんは「誰が担当でも関係ないよ。痛いんだよ」と天井をにらみつけてどなっていた。木村さんは静かに「どこが痛いんですか？　ここですか？」と、創部を寝衣の上から右手でそっと触れつつ、Yさんの顔を見て確認しようとした。しかしYさんは、天井をまっすぐににらみつけたまま、「全部痛いんだよ。全部」とさらに大声でどなった。木村さんの表情はさっと変わり、笑顔が消えて無表情になっていたが、口調は穏やかなまま「わかりました。今、血圧測って大丈夫そうだったら、痛み止め持ってきます」と言い、血圧を測定した。Yさんは血圧測定中

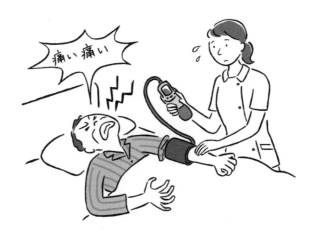

はじっとしていたが、すぐに「痛いんだよー」と叫んだ。木村さんは後ずさりしながら、「すぐ痛み止め持ってきます」とだけ言い残して退室した。

　廊下を小走りに駆けながら、「びっくりしたー。いきなり大声で騒ぐんだもん。はあーやだなもう。そんなに痛いのかな」とつぶやき、鎮痛剤を準備すると再び小走りで病室へ戻った。Yさんは「早くしろー」と大声でどなりながら木村さんをにらんでいた。木村さんの表情は険しく、無言で鎮痛剤を点滴投与するとすぐに、「今、痛み止め落としてますからね。少し静かに寝ましょうね」と言って、Yさんの足元に移動し、Yさんがじっと動かずに天井をにらみつけている様子を数秒間みつめていたが、やがて「点滴、サチュレーション（SpO₂）、心電図、ドレーンが2本、バルーン（尿道留置カテーテル）、こっち側にも点滴、よし」と小声でつぶやいて、右示指で指さし確認していた。その間、Yさんはずっと天井をにらんだまま、静かにしていた。木村さんは微笑を浮かべてYさんに近づくと、「Yさん、もう少ししたら痛みが治まってくると思うから、それまで静かに寝てましょうね。ときどき様子見に来ますからね」と穏やかに話し、Yさんが黙ってうなずいたのを確認すると、すぐに退室した。

　廊下に出た木村さんは、「はぁー、疲れた。痛いのかせん妄なのかわかんないけど、痛みが落ち着いたらもうちょっと気持ちも落ち着くのかなあ。早く離床しないと痛みのことばっかり考えちゃうよね」と、ため息とともに話していた。

　1時間後、再度Yさんの病室を訪れると、Yさんは先ほどとは見違えるような

　II…6人の看護師の「いつもと違う」と感じ、思わず行う看護行為の記述

穏やかな表情で、「看護師さん、さっきは悪かったね。でも今はだいぶよくなったよ」と話した。木村さんはＹさんに近づいて「ほんと？　よかったー。もうびっくりしましたよ。痛いんだろうなーって。でも、治まってよかったです」と、Ｙさんと目線を合わせて話した。Ｙさんは穏やかに「うん、うん」とうなずいていた。

　木村さんはさらに、「Ｙさん、昨日からＹさんは自分で無意識に起き上がったりしてたんだけど、ちゃんと身体の状態が落ち着いたら、起き上がる練習をしたほうがいいと思うのね。それで、ちょっとベッドの頭のほうを上げてみるから、めまいとか気分が悪くなったらすぐに教えてくださいね」と言い、ベッドをヘッドアップした。90度近くまでヘッドアップしたが、Ｙさんは「別に変わりないね」と話し、表情にも変化はみられなかった。木村さんはそのままＹさんを端坐位にした。Ｙさんは端坐位になるとすぐに「あ、だめだわ。ふらふらする」とつぶやいて、後方へ倒れそうになった。木村さんは「うわっ」と小さく鋭く言うと同時に、右手でＹさんの背中を支えながらベッド上坐位に戻し、すぐに血圧を測定した。Ｙさんは眉間にしわを寄せて、目を閉じてじっとうつむいていた。木村さんは「ベッドに戻りましたけど、まだふらふらしますか？」とＹさんに尋ねた。Ｙさんはうつむいて閉眼したまま、「うん、ちょっと寝たい」と話した。木村さんはすぐにヘッドダウンし、仰臥位で再び血圧を測定した。そして「Ｙさん、さっき起きて測った血圧と今寝たままで測った血圧、あまり変わらないんだけど、Ｙさんとしては寝てたほうが楽かな？」と尋ねた。Ｙさんは「うん、ベッド上げるだけならなんてことなかったんだけど、横向いて座った途端、すごいめまいみたいなのがね。大丈夫かな」と、木村さんの目を見て話した。木村さんはＹさんと目線を合わせて、「血圧は変わりないから、だんだん身体を慣れさせていきましょうね。今日のうちになんとかここに（端坐位で）座れるようになりたいんですよね」と話した。Ｙさんは「うん、急いでやるとまたさっきのみたいのがあるから、ゆっくりでお願いします」と微笑しながら話した。木村さんは「はい、午前中はもう1回だけ、ベッド上げにきますね。午後からもう一度（端坐位を）やってみましょう」と話し、退室した。

　廊下に出て木村さんに話を聴くと、「Ｙさんのせん妄って、痛みが原因だったのかなあ。痛みが治まったら普通の人になったもん」「なんかめまいとかある

し、今日から急に離床するのはちょっと難しいな、どうしよう」と言って、表情をくもらせた。そのままナースステーションに戻り、主治医をみつけると、「○○先生、あの患者さん、術後せん妄ひどかったんですよー。でもさっき痛み止め落としたら今は落ち着いてね。それはよかったんだけど、今度はヘッドアップしたらめまい出ちゃって。血圧は変わんないんですけど。今日どうしよう」と尋ねた。主治医は、「術後せん妄、ちょっとはよくなったんだ。じゃあもうドレーンとか抜かれそうになったりしないんだよね。そしたら、痛みコントロールしながらゆっくりでいいよ。でも早く歩いてもらわないと、お腹動かないんだけどね。まあ、今日はやっとせん妄から復活してきたんだから、そんなに無理に進めなくていいよ」と笑顔で応えた。木村さんは「よかったー。離床がうまく進みそうになくて困ってたんですよ」と微笑んだ。

　木村さんは、リーダー看護師に「○○先生からこのような指示をいただいたので、今日は端坐位までやって、できたら立位までいくくらいな感じで離床しようと思います」と報告した。リーダー看護師は「木村さん、ドクター頼るのもいいんだけど、自分ではどうアセスメントしたのか教えてくれる?」と尋ねた。木村さんはひと通り起きたことを報告し、リーダー看護師から「患者さんと話すだけじゃなくて、患者さんをもっと全部見ながら、患者さんの不安がどうしたら軽減できて、どうしたら離床を進められるか、ドクターに聞くだけじゃなくて自分でもっと考えないとね」と助言されると、うつむいて小さくうなづいた。

　木村さんは廊下に出ると、「でもさあ、私は私なりに判断してたつもりだったんだけど。まだちゃんと足りないってことだよねえ」とつぶやいて、ほかの患者の検温に向かった。このときのことを木村さんは、「いつもの術後とちょっとでも違うとか、ちょっと判断に迷うとかあったら、すぐドクターに確認します。私はドクターと仲がいいから、迷ったらすぐドクターに電話とか話すとかして、すぐ解決するようにしてます」「そりゃあ、私が1人でパパっと判断できればそれがいちばんいいとは思うんですけど、まだそこまでいかないし、余裕もないし、間違っちゃいけないし、患者さんの問題はすぐ解決していかないと苦しいだけだから、今はそれでいいと思ってます」と語った。

■■■■ 1　この看護実践における最初の「いつも」の方向性

　木村さんはメモと電子カルテをじっくり見渡し、「やっぱりこのせん妄の人」と
Yさんを最優先にしている。そして「昨日離床できてないんだ。ちゃんと離床で
きるかな」とつぶやいていることから、木村さんは、Yさんが夜間せん妄で、術
後2日目であるにもかかわらず離床が遅れていることを「いつも」の方向性に定
めていることがわかる。

■■■■ 2　一度目の「いつもと違う」という感覚

　Yさんの病室を訪れると、いきなり「誰が担当でも関係ないよ。痛いんだよ」と
天井をにらみつけてどなられ、「全部痛いんだよ。全部」とさらに大声でどなら
れた。木村さんの表情はさっと変わり、笑顔が消えて無表情になっていた。Yさ
んの姿は木村さんにとっていつもの術後2日目の患者の姿とは程遠く、夜間せ
ん妄や離床の遅れをいつもの視野に入れていた木村さんではあったが、Yさん
からどなられたことは、「びっくりしたー。いきなり大声で騒ぐんだもん」と言って
いるように、「いつもと違う」という感覚につながったとともに、Yさんの痛みとや
り場のない怒りも「いつもと違う」と感じたことがわかる。

■■■■ 3　一度目の「いつもと違う」と感じ、思わず行う看護行為

　Yさんからどなられながらも、Yさんの痛みとやり場のない怒りを「いつもと違
う」と感じると同時に、「どこが痛いんですか？　ここですか？」と創部を右手で
触れるという行為をし、疼痛部位を確認しようとしたり、血圧を測ったりした後、
後ずさりしながら退室して、廊下を小走りに駆けて鎮痛剤を点滴するという一
連の行為に至っている。Yさんに驚きと恐怖を感じながらも、自分に余裕のな
い中でYさんの痛みを気づかっていることがわかる。

■■■■ 4　新たな「いつも」の方向性

　木村さんはYさんに大きな驚きと恐怖を感じながらも、Yさんの痛みと怒りを
感じると同時に、どうにか自分を維持しつつ、鎮痛剤を投与することができた。
鎮痛剤を投与した木村さんは、Yさんの足元に移動し、やがて「点滴、サチュ

レーション（SpO₂）、心電図、ドレーンが2本、バルーン（尿道留置カテーテル）、こっち側にも点滴、よし」と小声でつぶやいて、右示指で指さし確認していた。木村さんにとって、患者の足元から全体を見て、1つずついつもの術後と同じかどうか確認するといういつものやり方で術後2日目の患者を観察する作業は、木村さん自身の精神的な余裕を取り戻すための儀式的な行為であった。この行為によって平静を取り戻した木村さんは、離床の進んでいないYさんを術後2日目のいつもの患者の姿に戻すことが新たないつもの方向性となった。

■■■ 5　二度目の「いつもと違う」という感覚

　術後疼痛が軽減して穏やかになったYさんに、木村さんは離床を開始した。Yさんは端坐位になるとすぐに、「あ、だめだわ。ふらふらする」とつぶやいて後方へ倒れそうになった。その姿を見た木村さんは、「うわっ」と思わず声を上げ、「いつもと違う」と感じた。

■■■ 6　二度目の「いつもと違う」と感じ、思わず行う看護行為

　木村さんは、「うわっ」と思わず声を上げると同時に、右手でYさんの背中を支えながらベッド上坐位に戻し、すぐに血圧を測定するという行為に至っている。さらに、「血圧は変わりないから、だんだん身体を慣れさせていきましょうね。今日のうちになんとかここに（端坐位で）座れるようになりたいんですよね」とYさんに話し、いつもの術後2日目の患者の姿に近づけるべく、離床を進めようとしている。

　離床がいつもの術後2日目の患者の姿から遅れている現状を不安に感じた木村さんは、さらに主治医に相談し、自分の考えたことを保証してもらっている。自分で判断することをリーダー看護師に指摘されたものの、木村さんは「いつもの術後とちょっとでも違うとか、ちょっと判断に迷うとかあったら、すぐドクターに確認します。私はドクターと仲がいいから、迷ったらすぐドクターに電話とか話すとかして、すぐ解決するようにしてます」「患者さんの問題はすぐ解決していかないと苦しいだけだから、今はそれでいいと思ってます」と言い、自身の価値に基づいて行動していることがわかる。

III

日常の看護行為に
内在する実践の知

1 「いつもと違う」と感じ、思わず行う
看護行為は実践の「知」となりうるのか

　看護実践において、何か理論的な判断をする前に、「いつもと違う」と感じ、とっさに突き動かされて行動する、思わず手が出る、という場面があることをきっかけに本書を書き始めたのではあるが、ここまでに述べてきたそれぞれの看護師の「いつもと違う」と感じ、思わず行う看護行為は実践の「知」となりうるのだろうか。

　そもそも、「知」や「知識」と称されるものは社会に氾濫している。しかし、多くの「知」が提唱されてはいるものの、それぞれが文脈の中で主観的に「知」を定義していることが多い。こうした「知」の原型は、Polanyiが唱えた「暗黙知」であろう。Polanyiは、暗黙知について「人は語ることができる以上のことを知っている」という[1]。同時に、「私が『知る』というとき、それは実践的な知識と理論的な知識を二つながら意味しているということだ」とも述べ[2]、「対象が何であるかを知っている（knowing what；理論的知識）」と「方法を知っている（knowing how；実践的知識）」という2つの「知る」の側面は相似した構造をもち、互いに他方がなくては存在しえない、と説明している[3]。つまり、Polanyiは、「暗黙知」には、暗黙的に「すでに知っている知識」と、様々な過程で作用している何かを暗黙的に「知ること」という両側面が存在していると考えているのだといえる。さらに、Polanyiは、人間や芸術作品を理解するために応用される暗黙知の目覚ましい1つの形態として「内在化」をあげており、「内在化」とは「ありとあらゆる観察の下地をなすもの」と述べている[4]。本書におけるそれぞれの看護師の「いつもと違う」と感じ、思わず行う看護行為に内在する実践の「知」は、暗黙的にすでに知っている知識と、何かを暗黙的に知ることの双方を含むものであろうこと、内在化された知を下地として、患者との相互作用の過程が営まれているのであろうことが考えられる。

2 個々の看護師の知の表現としての看護実践

　「いつもと違う」と感じ、思わず行う看護行為に内在する実践の知は、それぞれの看護師に内在化された暗黙知が下地となって、行為として表されていた。Kwantは、「前意識的な層における身体と世界との対話は、それが阻害されているときにその姿を見せることが多い」と述べている[5]。さらに、看護のアートの研究者である谷津は、Paterson & Zderadが「音楽家が楽譜を個人的に解釈・潤色できるように、看護者もまた同一の一般的原理に従いながら、一人ひとり独自のスタイルを展開できることから、看護を一種の『行為する芸術』として捉えている」[6]ことを紹介している[7]。

　看護のアートについては、本書における看護実践はEBNばかりで成り立っているわけではないということと類似した側面をもつとらえ方であろうと考える。看護のサイエンスでは、対象者を人間一般に共通する普遍的なものとしてとらえ、科学的な根拠にもとづいて現象を理解し説明しようとするのに対し、看護のアートは、人間一般に共通する普遍的なものというよりは、人と人との相互作用のうちに現れる現象、その人だけに現れる固有の現象として理解するという見かたである。「いつもと違う」と感じ、思わず行う看護行為においては、それぞれの看護師が、それぞれの患者との相互作用の内に独自のスタイルを展開し、行為として知が表現されていた。それは、それぞれの看護師の行為の基盤にはその看護師が看護するうえで大切にしていることが常に横たわっており、患者は一人ひとり異なる存在だからである。また、「いつもと違う」という感覚は衝動的なものであり、思わず行う行為は即興的な表現である。Deweyは、「すべての経験は、その意味が些細であろうと、重大なものであろうと、衝動性からはじまる」[8]、「衝動性は、混乱のなかに投げ込まれない限り、表現を導くものではない」と述べている[9]。「いつもと違う」という感覚から生じる衝動性が、その看護師独自のスタイルを展開し表現する原動力となっている。

　以上のことから、その看護師にとっての「いつも」の知は外側から観察することは難しいが、「いつもと違う」と感じ、思わず行動しているときには、その看

護師の知は行為として表現され、観察されうるのだといえる。

　本書の看護師たちは、「いつもと違う」と感じ、思わず行動して、新たな「いつも」の方向性をもって場面をいったんは立ち直らせていくのだが、そこへ次の「いつもと違う」という感覚がやってきて、それをも乗り越えて1つのケースが終了する、ということを多くの患者に対して、日々それぞれの看護師のやり方で繰り返していた。Benner & Wrubelは、身体に根ざした知性は、うまく機能しているときには迅速に、無意識的・非反省的に働くがゆえに、注目することさえ困難なのである、と述べている[10]。つまり、「いつもと違う」と感じ、思わず行う看護行為は、その看護師自身の基盤となっている「看護するうえで大切にしていること」から発生し、繰り返し、積み重ねていく中で、その看護師の身体に根ざした知が行為として表現されているのである。

3　「いつもと違う」と感じ、思わず行う看護行為に内在する実践の知とは

　先に述べたPolanyiの暗黙知に対する言及は、多くの研究者に影響を与えた。Polanyiに特に影響を受けた中村は、「知」という言葉を、「知識」という言葉でイメージされてしまう科学的知識とは区別して使っており、「科学の知」に対して「臨床の知」の存在を主張した。中村は、科学の知が普遍主義、論理主義、客観主義で構成されているのに対し、臨床の知はコスモロジー（宇宙論的な考え方）、シンボリズム（象徴表現の立場）、パフォーマンス（身体的行為の重視）で構成されると述べている[11]。コスモロジーとは、様々な事象を具体的な場所や空間の内にみる見かたである。シンボリズムとは、物事をその様々な側面から多義的にとらえ、表す立場をいう。パフォーマンスとは、身体を使った全身的な表現である場合もあるが、パフォーマンスであるためには、何よりも行為を行う当人と、それを見る相手やそこに立ち会う相手との間に相互作用が成立していなければならない。さらに中村は、「臨床の知は、個々の場合や場所を重視して深層の現実にかかわり、世界や他者がわれわれに示す隠された意味を相互行為のうちに読み取り、とらえる働きをする」のであり[12]、「臨床の知とは、個々人の

諸感覚の協働に基づく共通感覚的な知」であると述べている[13]。

　こうした「知」を、看護においてはどのように扱っているのであろうか。佐藤は、中村の臨床の知とPolanyiの暗黙知などの視点から、看護師が臨床で用いる「知」について論考を深めた。その中で佐藤は、実践的知識とは、身体に根ざした知性としての要素が強く、どちらかというと本人が意識せずに用いている知識を指している、といっている[14]。さらに、「実践知は、ほかの看護師による観察や問いかけによって言語化の方向に向かうのであり、言語化されることで臨床的知識へと発展していくと考えられる」と述べている[15]。看護師が臨床で用いる「知」は、「その看護師独自の経験に基づく個人的な知識であり、看護師がその場に身を置きそのときその場の状況の中で用いている知であると考えられる」と佐藤はいう[16]。本書における「いつもと違う」と感じ、思わず行う看護行為に内在する実践の知はまさに、その看護師独自の経験に基づく個人的な知であり、看護師がその場・その時々の状況の中で用いている知そのものであるといえる。

　また、池川は看護学を「臨床の知としての実践学」であるととらえており、「看護における実践の概念は単なる専門的知識や理論の適用やテクニックにかかわるものではなく、ある事実認識や知識をまとまりを持った世界観・人間観、知恵のうちに統合することを意味する」とし、看護実践は他者への実践的配慮を含めた特徴をもつものだと述べている[17]。さらに池川は、「看護はどのような時代にあっても人間がよく生きるという価値の実現に関わる行為（実践）として存在してきた。『実践知』という言葉は『科学的に認識されてきた知』に対して、われわれが『生きられたもの』を理解するときに現れてくる知を意味する」と実践的配慮を説明している[18]。本書で取り扱う「看護実践」は、池川の看護実践の概念そのものであり、そうした看護実践の知は、「『生きられたもの』を理解するときに現れてくる知」なのであろうと考えられる。

　以上に述べてきた先行研究から考えられることは、「いつもと違う」と感じ、思わず行う看護行為に内在する実践の知とは、他者への実践的配慮を含む、その場・その時々の状況の中で看護師が用いている身体に根ざした知性であることがわかる。本書の看護師たちがどのような知を用いて看護を実践してい

るのか、次章で解き明かしていきたい。

〈引用文献〉

1）⋯⋯ Polanyi, M. : Tacit Dimention, Peter Smith, 1983.
　　　高橋勇夫訳：暗黙知の次元, p.18, 筑摩書房, 2003.
2）⋯⋯ 前掲書1）, p.22.
3）⋯⋯ 前掲書1）, p.22.
4）⋯⋯ 前掲書1）, p.38-39.
5）⋯⋯ Kwant, R.C. : The Phenomenological Philosophy of Merleau-Ponty, Duquesne
　　　University Press, 1963.
　　　　　滝浦静雄ほか訳：メルロー゠ポンティの現象学的哲学, p.73-74, 国文社, 1976.
6）⋯⋯ Paterson, J.G., Zderad, L.T. : Humanistic Nursing, John Wiley & Sons, 1976.
　　　　　長谷川浩, 川野雅資訳：ヒューマニスティックナーシング, p.147, 医学書院, 1983.
7）⋯⋯ 谷津裕子：看護のアートにおける表現―熟練助産師のケア実践に基づいて, p.16-31,
　　　風間書房, 2002.
8）⋯⋯ Dewey, J. : Art as Experience, Minton, Balch & Company, 1934.
　　　　　河村望訳：経験としての芸術, p.81, 人間の科学新社, 2003.
9）⋯⋯ 前掲書8）, p.92.
10）⋯⋯ Benner, P.E., Wrubel, J. : The Primacy of Caring; Stress and Coping in Health and
　　　Illness, Addison-Wesley, 1989.
　　　　　難波卓志訳：現象学的人間論と看護, p.48-52, 医学書院, 1999.
11）⋯⋯ 中村雄二郎：臨床の知とは何か, p.133-135, 岩波書店, 1992.
12）⋯⋯ 前掲書11）, p.135.
13）⋯⋯ 前掲書11）, p.136.
14）⋯⋯ 佐藤紀子：看護師の臨床の『知』―看護職生涯発達学の視点から, p.100-113, 医学
　　　書院, 2007.
15）⋯⋯ 佐藤紀子：看護師が臨床で用いる『知』に関する文献検討, 東京女子医科大学看護
　　　学会誌, 2（1）:11-17, 2007.
16）⋯⋯ 前掲書15）.
17）⋯⋯ 池川清子：看護における癒しの技術（わざ）とは何か―実践知としての癒しの諸相, 看
　　　護, 53（3）:36-43, 2001.
18）⋯⋯ 前掲書17）.

IV

「いつもと違う」と感じ、
思わず行う看護行為に
内在する実践の知を
読み解く

「いつもと違う」と感じ、思わず行う看護行為に内在する実践の知

　先に、「いつもと違う」と感じ、思わず行う看護行為に内在する実践の知とは、他者への実践的配慮を含む、その場・その時々の状況の中で看護師が用いている身体に根ざした知性であることを述べた。本書の看護師たちの、「いつもと違う」と感じ、思わず行う看護行為に内在する実践の知は、それぞれの固有の状況において、看護師が用いている身体に根ざした知性であり、それは以下のようなプロセスを経て立ち現れるのだと考えられる。

　①1人の看護師にとって「看護するうえで大切にしていること」を含む、看護師自身のバックグラウンドから、目の前の患者に対する看護実践において生じる「いつも」の方向性が生じる。

　②その状況の中で、「いつも」に基づいた患者の反応は、その看護師自身の「いつも」として可視化されないが、それを超越した「いつもと違う」患者の反応は、その看護師の感覚を通して、その看護師自身に知覚される。

　③「いつもと違う」と感じると同時に、その看護師は行動する。この「いつもと違う」と感じ、思わず行う看護行為に内在する実践の知は、行為として具現化され、可視化される。

　④これまでのその看護師の「看護するうえで大切にしていること」「いつも」「いつもと違う」と感じ、思わず行う看護行為は、その看護師の内部感覚として身体に取り込まれ、新たな「いつも」の方向性となる。

　⑤その看護師は、新たな「いつも」をもって、継続して看護師と患者との間の連続した相互作用に巻き込まれていく。そこで新たに「いつもと違う」という感覚が生じる。

　⑥新たな「いつもと違う」と感じ、思わず行う看護行為に内在する実践の知は、行為として具現化され、可視化される。

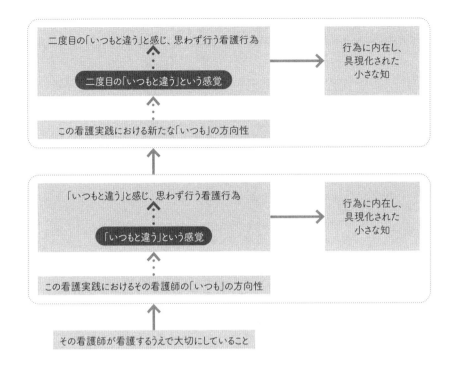

[図2]「いつもと違う」と感じ、思わず行う看護行為に内在し、具現化された小さな知

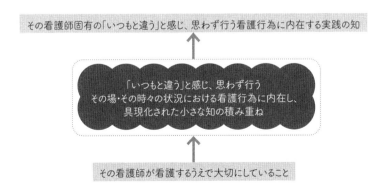

[図3]それぞれの看護師固有の「いつもと違う」と感じ、思わず行う看護行為に内在する実践の知

[表1]それぞれの看護師固有の「いつもと違う」と感じ、思わず行う看護行為に内在する実践の知

高橋さん	常に行動しながら五感を用いて患者の身体の変化をとらえると同時に、患者の情緒的な反応をナラティブの中に読み取り、五感を用いて理由を探り続ける
小林さん	高い専門性をもとに五感を用いて患者の身体の変化をとらえ、その要因を五感を用いて探り続け、追究し、見出す
山田さん	五感を用いて間違い探しのように現象をとらえ、五感を用いて原因を追究するとともに、対話を通して患者を気づかい、あるべき姿に戻そうとする
青木さん	患者との情緒的な強いつながりの中で、患者の苦痛を自らの五感を通してとらえ、患者を気づかう
田中さん	患者に起きた現象を五感を用いてとらえ、患者の不安を対話の中から導き出し、患者を気づかう
木村さん	常に患者を気づかいながら、患者との情緒的なつながりをもって五感で苦痛をとらえ、急いで苦痛を緩和し、いつもの患者の姿に戻そうとする

　この①〜⑥のプロセスは、[図2]のように記述された。

　また、「いつもと違う」と感じ、思わず行う看護行為の土台となっているのは、「その看護師が看護をするうえで大切にしていること」であった。それぞれの看護師固有の実践の知は、状況や相互作用などによって発現の仕方は様々であるが、小さな知の現れに通底する、その看護師固有の身体に根ざした知として[図3]のように記述された。

　このように考察したそれぞれの看護師固有の「いつもと違う」と感じ、思わず行う看護行為に内在する実践の知は、[表1]に示すようなものであった。

　次項からは、それぞれの看護師固有の「いつもと違う」と感じ、思わず行う看護行為に内在する実践の知を、図示しながら読み解いていきたい。

高橋さんの実践の知

　高橋さんの患者Kさんに対する「いつもと違う」と感じ、思わず行う看護行為に内在し、具現化された小さな知は、一度目においては、〈患者が痛くて身のおきどころのない状況にあることを見抜く〉〈離床を早く進めないと患者は不穏状態になるであろうことを予見する〉〈転倒の可能性を予見する〉であった。二度目においては、〈急激に一過性に血圧が低下して脱力した患者の姿を瞬時に視覚でとらえると同時に、患者の身体を支えて転倒の危険を回避する〉〈苦痛に満ちた患者の情緒的反応を見出し、誠実に現状と思いを伝えて患者を落ち着かせる〉であった[**図4**]。

　また、患者Oさんに対する「いつもと違う」と感じ、思わず行う看護行為に内在し、具現化された小さな知は、一度目においては、〈触覚を通して患者の痛みをとらえる〉であった。二度目においては、〈看護師の意図とは異なる患者の不安を、患者のナラティブの中に読み取る〉〈看護師と患者との意思のズレを読み取り、患者の言葉の理由をなぜだろうと繰り返し探り続ける〉であった[**図5**]。

　高橋さんには、「常に動いてないとだめなんですよ。動けてナンボ」「患者さんの（言葉や行動の）ほんとの理由はなんだろうって、いつも探っていかないと」という、看護するうえで大切にしていることがある。そこにこうした「いつもと違う」と感じ、思わず行う看護行為に内在し、具現化された小さな知が積み重なって、高橋さん固有の知が生成される。

　高橋さん固有の「いつもと違う」と感じ、思わず行う看護行為に内在する実践の知は、【常に行動しながら五感を用いて患者の身体の変化をとらえると同時に、患者の情緒的な反応をナラティブの中に読み取り、五感を用いて理由を探り続ける】である[**図6**]。

〈二度目の「いつもと違う」と感じ、思わず行う看護行為〉
●「あっ」と小さく言うと同時に、右手で上体を支え、
　左手で橈骨動脈を触知する

〈行為に内在し、
　具現化された小さな知〉
●急激に一過性に血圧が
　低下して脱力した患者の姿を
　瞬時に視覚でとらえると同時に、
　患者の身体を支えて
　転倒の危険を回避する
●苦痛に満ちた患者の
　情緒的反応を見出し、
　誠実に現状と思いを伝えて
　患者を落ち着かせる

〈二度目の「いつもと違う」という感覚〉
●ベッドのヘッドアップでKさんの頸部が急に
　ガクッと脱力し、上体が倒れそうになったのを
　「あっ」と感じた

〈この看護実践における高橋さんの「いつも」の方向性〉
●術後1日目で、肛門が痛くて神経質で
　不穏になりやすいKさんが、
　安全に離床できるようにかかわる

〈「いつもと違う」と感じ、思わず行う看護行為〉
●ベッドの上に仁王立ちしたKさんの身体を押さえながら
　ベッドに寝かせる
●ベッドをヘッドアップして体位を整えようと背中に
　手を添える

〈行為に内在し、
　具現化された小さな知〉
●患者が痛くて身のおきどころの
　ない状況にあることを見抜く
●離床を早く進めないと患者は
　不穏状態になるであろうことを
　予見する
●転倒の可能性を予見する

〈「いつもと違う」という感覚〉
●腹部と肛門を交互に右手で押さえながら、
　Kさんがベッドの上に仁王立ちした姿を見た

〈この看護実践における高橋さんの「いつも」の方向性〉
●「この人、術前からトラブル続きなんですよ。
　すごい神経質になってる」
●「術前のトラブルのこともあるし、術後1日目だから、
　今日はKさんメインで行こう」

〈高橋さんが看護するうえで大切にしていること〉
●「常に動いてないとだめなんですよ、動けてナンボ」
●「患者さんの（言葉や行動の）ほんとの理由はなんだろうって、
　いつも探っていかないと」

[図4]患者Kさんに対する「いつもと違う」と感じ、思わず行う看護行為に内在し、具現化された小さな知

〈二度目の「いつもと違う」と感じ、思わず行う看護行為〉
●「傷痛くて、痰、出しにくい」という発言を聞くと同時に、
　胸部を聴診する

〈行為に内在し、
具現化された小さな知〉
●看護師の意図とは異なる
　患者の不安を、
　患者のナラティブの中に
　読み取る
●看護師と患者との意思の
　ズレを読み取り、
　患者の言葉の理由を
　なぜだろうと繰り返し探り続ける

〈二度目の「いつもと違う」という感覚〉
●「歩かない理由がルートとかお腹とか、
　そういうの以外になんかあるんだろうなぁ」
●「歩くと痰が出る」「咳するとお腹の傷痛くて、
　痰、出しにくいのよね」という〇さんの言葉を聞いた

〈この看護実践における高橋さんの「いつも」の方向性〉
●腸蠕動を促すためにも、
　順調に離床を進められるようにかかわる

〈「いつもと違う」と感じ、思わず行う看護行為〉
●腹部に触れながら
　「あっ、〇さん、お通じって出てる?」と尋ねると同時に、
　腹部を聴診する

〈行為に内在し、
具現化された小さな知〉
●触覚を通して
　患者の痛みをとらえる

〈「いつもと違う」という感覚〉
●腹部に触れながら
　「あっ、〇さん、お通じって出てる?」

〈この看護実践における高橋さんの「いつも」の方向性〉
●「術後5日目だし、若いからまあ大丈夫」
●「全然歩いてないみたいだな。
　ドレーンはまだ抜けてないから嫌がるかな。
　でも歩いてもらわないとね」

〈高橋さんが看護するうえで大切にしていること〉
●「常に動いてないとだめなんですよ、動けてナンボ」
●「患者さんの(言葉や行動の)ほんとの理由はなんだろうって、
　いつも探っていかないと」

[図5]患者〇さんに対する「いつもと違う」と感じ、思わず行う看護行為に内在し、具現化された小さな知

〈高橋さん固有の「いつもと違う」と感じ、思わず行う看護行為に
内在する実践の知〉
【常に行動しながら五感を用いて
患者の身体の変化をとらえると同時に、
患者の情緒的な反応をナラティブの中に読み取り、
五感を用いて理由を探り続ける】

〈「いつもと違う」と感じ、思わず行う看護行為に内在し、
具現化された小さな知の積み重ね〉
●患者が痛くて身のおきどころのない状況にあることを見抜く
●離床を早く進めないと患者は不穏状態になるであろうことを予見する
●転倒の可能性を予見する
●急激に一過性に血圧が低下して脱力した患者の姿を瞬時に視覚で
　とらえると同時に、患者の身体を支えて転倒の危険を回避する
●苦痛に満ちた患者の情緒的反応を見出し、
　誠実に現状と思いを伝えて患者を落ち着かせる
●触覚を通して患者の痛みをとらえる
●看護師の意図とは異なる患者の不安を、
　患者のナラティブの中に読み取る
●看護師と患者との意思のズレを読み取り、
　患者の言葉の理由をなぜだろうと繰り返し探り続ける

〈高橋さんが看護するうえで大切にしていること〉
●「常に動いてないとだめなんですよ、動けてナンボ」
●「患者さんの（言葉や行動の）ほんとの理由はなんだろうって、
　いつも探っていかないと」

[図6]高橋さんの「いつもと違う」と感じ、思わず行う看護行為に内在する実践の知

小林さんの実践の知

　小林さんの患者Tさんに対する「いつもと違う」と感じ、思わず行う看護行為に内在し、具現化された小さな知は、一度目においては、〈一般的な回復過程からの逸脱を視覚を通してとらえる〉であった。二度目においては、〈この手術の一般的な回復過程との対比をしながら、常に視覚、触覚、聴覚を用いて実際の患者の身体との差異を探り続ける〉〈患者との対話に基づいて、自らの高度な知識を駆使し、患者の不安を先回りして緩和する〉であった［図7］。

　また、患者Eさんに対する「いつもと違う」と感じ、思わず行う看護行為に内在し、具現化された小さな知は、一度目においては、〈自身の高い専門性をもとにして、視覚と触覚を通して感染徴候をとらえる〉であった。二度目においては、〈相手が外国人であろうと、自身の高い専門性をもとに、患者がセルフケアを習得することを妨げる要因を探り続ける〉であった［図8］。

　小林さんには、「私はWOCの認定看護師なんだ」という強い思いと、「患者さんが回復していくことをお手伝いしたい」という、看護するうえで大切にしていることがある。そこにこうした「いつもと違う」と感じ、思わず行う看護行為に内在し、具現化された小さな知が積み重なって、小林さん固有の知が生成される。

　小林さん固有の「いつもと違う」と感じ、思わず行う看護行為に内在する実践の知は、【高い専門性をもとに五感を用いて患者の身体の変化をとらえ、その要因を五感を用いて探り続け、追究し、見出す】である［図9］。

〈二度目の「いつもと違う」と感じ、思わず行う看護行為〉
● 側腹部の張りを触診で確認すると同時に、
　腹部を聴診する
● 排便や離床についてTさんと対話する

〈行為に内在し、
具現化された小さな知〉
● この手術の一般的な
　回復過程との対比をしながら、
　常に視覚、触覚、聴覚を
　用いて実際の患者の身体との
　差異を探り続ける
● 患者との対話に基づいて、
　自らの高度な知識を駆使し、
　患者の不安を先回りして
　緩和する

〈二度目の「いつもと違う」という感覚〉
● Tさんの腹部の触診をしながら
　「うん？ 少し張ってる？」と感じた

〈この看護実践における小林さんの「いつも」の方向性〉
● いつものこの手術の術後8日目の患者像に
　近づいたTさんの腹部を、WOCとして触診する

〈「いつもと違う」と感じ、思わず行う看護行為〉
● 回診中の医師といっしょに
　WOCとして腹部を触診しながら、
　低圧持続吸引器を外す指示をもらって、
　その場で小さなボトルに変えた

〈行為に内在し、
具現化された小さな知〉
● 一般的な回復過程からの
　逸脱を視覚を通してとらえる

〈「いつもと違う」という感覚〉
● いつものこの手術の術後8日目の
　患者像とは異なり、まだ腹腔ドレーンが
　低圧持続吸引されているのを見た

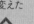

〈この看護実践における小林さんの「いつも」の方向性〉
● 「その日担当する患者の術式と手術日をメモしながら、
　その日の自分なりの優先順位や患者との
　かかわり方を決める」

〈小林さんが看護するうえで大切にしていること〉
● 「私はWOCの認定看護師なんだって意識してます」
● 「患者さんが回復していくことをお手伝いしたい」

[図7]患者Tさんに対する「いつもと違う」と感じ、思わず行う看護行為に内在し、具現化された小さな知

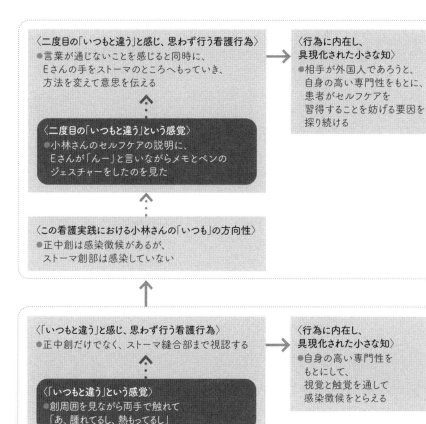

〈二度目の「いつもと違う」と感じ、思わず行う看護行為〉
●言葉が通じないことを感じると同時に、
 Eさんの手をストーマのところへもっていき、
 方法を変えて意思を伝える

〈行為に内在し、
 具現化された小さな知〉
●相手が外国人であろうと、
 自身の高い専門性をもとに、
 患者がセルフケアを
 習得することを妨げる要因を
 探り続ける

〈二度目の「いつもと違う」という感覚〉
●小林さんのセルフケアの説明に、
 Eさんが「んー」と言いながらメモとペンの
 ジェスチャーをしたのを見た

〈この看護実践における小林さんの「いつも」の方向性〉
●正中創は感染徴候があるが、
 ストーマ創部は感染していない

〈「いつもと違う」と感じ、思わず行う看護行為〉
●正中創だけでなく、ストーマ縫合部まで視認する

〈行為に内在し、
 具現化された小さな知〉
●自身の高い専門性を
 もとにして、
 視覚と触覚を通して
 感染徴候をとらえる

〈「いつもと違う」という感覚〉
●創周囲を見ながら両手で触れて
 「あ、腫れてるし、熱もってるし」

〈この看護実践における小林さんの「いつも」の方向性〉
●「うん、私、WOCだからね。
 この人どうにかしないとね。
 早く退院しなきゃいけない人だし」

〈小林さんが看護するうえで大切にしていること〉
●「私はWOCの認定看護師なんだって意識してます」
●「患者さんが「回復していくことをお手伝いしたい」

[図8]患者Eさんに対する「いつもと違う」と感じ、思わず行う看護行為に内在し、具現化された小さな知

〈小林さん固有の「いつもと違う」と感じ、思わず行う看護行為に
内在する実践の知〉
【高い専門性をもとに五感を用いて患者の身体の変化をとらえ、
その要因を五感を用いて探り続け、追究し、見出す】

〈「いつもと違う」と感じ、思わず行う看護行為に内在し、
具現化された小さな知の積み重ね〉
● 一般的な回復過程からの逸脱を視覚を通してとらえる
● この手術の一般的な回復過程との対比をしながら、
　常に視覚、触覚、聴覚を用いて
　実際の患者の身体との差異を探り続ける
● 患者との対話に基づいて、自らの高度な知識を駆使し、
　患者の不安を先回りして緩和する
● 自身の高い専門性をもとにして、
　視覚と触覚を通して感染徴候をとらえる
● 相手が外国人であろうと、自身の高い専門性をもとに、
　患者がセルフケアを習得することを妨げる要因を探り続ける

〈小林さんが看護するうえで大切にしていること〉
● 「私はWOCの認定看護師なんだって意識してます」
● 「患者さんが回復していくことをお手伝いしたい」

[図9] 小林さんの「いつもと違う」と感じ、思わず行う看護行為に内在する実践の知

山田さんの実践の知

　山田さんの患者Iさんに対する「いつもと違う」と感じ、思わず行う看護行為に内在し、具現化された小さな知は、一度目においては、〈患者の話を肯定的に聞き続け、患者を支持する〉であった。二度目においては、〈視覚を用いてわずかな異常をとらえ、原因を探り続ける〉であった[**図10**]。

　また、患者Mさんに対する「いつもと違う」と感じ、思わず行う看護行為に内在し、具現化された小さな知は、一度目においては、〈視覚を用いて急な出血の原因をとらえ、追究する〉であった。二度目においては、〈時間が経過しても続く出血の原因を、視覚を用いてとらえる〉〈間違い探しのように視覚を用いて異常をとらえ、あるべき姿に戻そうとする〉〈視覚を用いてとらえた現象を患者に伝え、患者のとるべき行動を示す〉であった[**図11**]。

　さらに、患者Lさんに対する「いつもと違う」と感じ、思わず行う看護行為に内在し、具現化された小さな知は、一度目においては、〈患者の呼吸パターンの変調を視覚でとらえ、原因を探る〉であった。二度目においては、〈傾眠が強い患者の身体に起きているあらゆる可能性を、視覚を用いて探る〉であった[**図12**]。

　山田さんには、「看護師は経験が大事」「患者さんの顔を見て、今日どうかなって感じ取るっていうのかな、そういうのができない人には向かない」「患者さんの細かいところに気がつけることが大事」という、看護するうえで大切にしていることがある。そこにこうした「いつもと違う」と感じ、思わず行う看護行為に内在し、具現化された小さな知が積み重なって、山田さん固有の知が生成される。

　山田さん固有の「いつもと違う」と感じ、思わず行う看護行為に内在する実践の知は、【五感を用いて間違い探しのように現象をとらえ、五感を用いて原因

〈二度目の「いつもと違う」と感じ、思わず行う看護行為〉
●ストーマ装具を皮膚からていねいに剥がし、
　ていねいに観察する
●Iさんと対話しながら、ストーマ装具を選ぶ

〈行為に内在し、
　具現化された小さな知〉
●視覚を用いて
　わずかな異常をとらえ、
　原因を探り続ける

〈二度目の「いつもと違う」という感覚〉
●ストーマ創部の膿が排出されている
　部位周辺を右示指で軽く触れていたが、
　「あっ」と声を上げ、ストーマ周囲に
　わずかな出血を見た

〈この看護実践における山田さんの「いつも」の方向性〉
●退院して近医を受診しながら意欲的に
　セルフケアを継続しているIさんの姿

〈「いつもと違う」と感じ、思わず行う看護行為〉
●唐突なIさんの退院希望の話を聞くと同時に、
　「それもいいんじゃないかって反射的に」
　Iさんの意思を肯定し、支持する

〈行為に内在し、
　具現化された小さな知〉
●患者の話を肯定的に
　聞き続け、患者を支持する

〈「いつもと違う」という感覚〉
●唐突にIさんから
　「山田さんに聞きたいことがある」と言われた

〈この看護実践における山田さんの「いつも」の方向性〉
●Iさんの正中創感染による入院期間の延長
●入院期間の延長に伴う高いストレス

〈山田さんが看護するうえで大切にしていること〉
●「看護師は経験が大事」
●「患者さんの顔を見て、今日どうかなって感じ取るっていうのかな、
　そういうのができない人には向かない」
●「患者さんの細かいところに気がつけることが大事」

[図10]患者Iさんに対する「いつもと違う」と感じ、思わず行う看護行為に内在し、具現化された小さな知

IV…「いつもと違う」と感じ、思わず行う看護行為に内在する実践の知を読み解く

〈二度目の「いつもと違う」と感じ、思わず行う看護行為〉
- 上層部のガーゼ1枚を手に取り、数秒間みつめ、すべてのガーゼを除去して、再び厚めに新たなガーゼを当てる

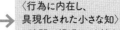
〈行為に内在し、具現化された小さな知〉
- 時間が経過しても続く出血の原因を、視覚を用いてとらえる
- 間違い探しのように視覚を用いて異常をとらえ、あるべき姿に戻そうとする
- 視覚を用いてとらえた現象を患者に伝え、患者のとるべき行動を示す

〈二度目の「いつもと違う」という感覚〉
- 1時間後に再び正中創ガーゼ上層部にまで出血が継続しているのを見た

〈この看護実践における山田さんの「いつも」の方向性〉
- 正中創ガーゼ上層部にまで出血があるが、ドレーンは抜けていない

〈「いつもと違う」と感じ、思わず行う看護行為〉
- すべてのガーゼを除去し、創部に触れずに創部とドレーン刺入部を視診する

〈行為に内在し、具現化された小さな知〉
- 視覚を用いて急な出血の原因をとらえ、追究する

〈「いつもと違う」という感覚〉
- 正中創ガーゼ上層部にまで及ぶ鮮紅色の出血を見て、「あっ」と小さく短くつぶやいた

〈この看護実践における山田さんの「いつも」の方向性〉
- この手術の術後1日目の患者をICUから病棟に受け入れたときの儀礼的な一連の行為をして、患者が一般的な経過をたどること

〈山田さんが看護するうえで大切にしていること〉
- 「看護師は経験が大事」
- 「患者さんの顔を見て、今日どうかなって感じ取るっていうのかな、そういうのができない人には向かない」
- 「患者さんの細かいところに気がつけることが大事」

[図11]患者Mさんに対する「いつもと違う」と感じ、思わず行う看護行為に内在し、具現化された小さな知

〈二度目の「いつもと違う」と感じ、思わず行う看護行為〉
- Lさんを仰臥位に戻してしばらく眺めて、唐突に「これおかしいよ。ひょっとして（意識）レベル落ちてんじゃないの？」とつぶやき、そのままバイタルサインを測定する

〈行為に内在し、具現化された小さな知〉
- 傾眠が強い患者の身体に起きているあらゆる可能性を、視覚を用いて探る

〈二度目の「いつもと違う」という感覚〉
- 何度呼びかけて覚醒を促しても覚醒せず寝入ってしまうLさんの姿を視認した

〈この看護実践における山田さんの「いつも」の方向性〉
- 「こんだけ効いちゃってると、そのうち呼吸抑制とか来ちゃうんじゃないかな」と呼吸抑制の可能性を考える

〈「いつもと違う」と感じ、思わず行う看護行為〉
- 「あれ、なんか変」「呼吸、ときどき止まってんじゃない」とつぶやくと同時に、おもむろにSpO$_2$を測定し、呼吸音を聴取する

〈行為に内在し、具現化された小さな知〉
- 患者の呼吸パターンの変調を視覚でとらえ、原因を探る

〈「いつもと違う」という感覚〉
- 眠りこけているLさんをしばらく眺めて、「あれ、なんか変」「呼吸、ときどき止まってんじゃない」

〈この看護実践における山田さんの「いつも」の方向性〉
- Lさんはまだ朝食も食べずに眠り続けている

〈山田さんが看護するうえで大切にしていること〉
- 「看護師は経験が大事」
- 「患者さんの顔を見て、今日どうかなって感じ取るっていうのかな、そういうのができない人には向かない」
- 「患者さんの細かいところに気がつけることが大事」

[図12]患者Lさんに対する「いつもと違う」と感じ、思わず行う看護行為に内在し、具現化された小さな知

〈山田さん固有の「いつもと違う」と感じ、思わず行う看護行為に
内在する実践の知〉
【五感を用いて間違い探しのように現象をとらえ、
五感を用いて原因を追究するとともに、
対話を通して患者を気づかい、あるべき姿に戻そうとする】

〈「いつもと違う」と感じ、思わず行う看護行為に内在し、
具現化された小さな知の積み重ね〉
●患者の話を肯定的に聞き続け、患者を支持する
●視覚を用いてわずかな異常をとらえ、視覚を用いて原因を探り続ける
●視覚を用いて急な出血の原因をとらえ、追究する
●時間が経過しても続く出血の原因を、視覚を用いてとらえる
●間違い探しのように視覚を用いて異常をとらえ、
　あるべき姿に戻そうとする
●視覚を用いてとらえた現象を患者に伝え、患者のとるべき行動を示す

〈山田さんが看護するうえで大切にしていること〉
●「看護師は経験が大事」
●「患者さんの顔を見て、今日どうかなって感じ取るっていうのかな、
　そういうのができない人には向かない」
●「患者さんの細かいところに気がつけることが大事」

［図13］山田さんの「いつもと違う」と感じ、思わず行う看護行為に内在する実践の知

を追究するとともに、対話を通して患者を気づかい、あるべき姿に戻そうとす
る】である［**図13**］。

青木さんの実践の知

　青木さんの患者Bさんに対する「いつもと違う」と感じ、思わず行う看護行為に内在し、具現化された小さな知は、一度目においては、〈視覚と触覚を用いて患者の転倒の可能性を予見する〉〈自分のペースを大切にする患者のやり方を乱さずに手を添える〉であった。二度目においては、〈視覚を用いて患者の苦痛と危険をとらえる〉〈患者の身体に触れながら患者と対話する〉〈苦痛に満ちた患者が安楽になれる方法を、患者との対話を通して見出す〉であった［**図14**］。

　また、患者Sさんに対する「いつもと違う」と感じ、思わず行う看護行為に内在し、具現化された小さな知は、一度目においては、〈情緒的なつながりから患者を知ろうとする〉〈触覚を通して、ただならぬ冷感をとらえる〉であった。二度目においては、〈触覚を通してとらえた冷感から患者の苦痛を気づかう〉〈触覚を通してとらえた、ただならぬ冷感の原因を追究し、身体症状の悪化の可能性を予見する〉であった［**図15**］。

　青木さんには、「患者さんにやさしいことがいちばん大事」「やさしいっていうのは、ただ言うことをきくだけとも違う」「やさしいって、相手のことを理解しようとするっていうか、簡単なことじゃない」という、看護するうえで大切にしていることがある。そこにこうした「いつもと違う」と感じ、思わず行う看護行為に内在し、具現化された小さな知が積み重なって、青木さん固有の知が生成される。

　青木さん固有の「いつもと違う」と感じ、思わず行う看護行為に内在する実践の知は、【患者との情緒的な強いつながりの中で、患者の苦痛を自らの五感を通してとらえ、患者を気づかう】である［**図16**］。

〈二度目の「いつもと違う」と感じ、思わず行う看護行為〉
●トイレ前で待機し、復路では点滴台は
　青木さんが持ち、Bさんは両手で
　青木さんにつかまって支えにしながら
　ベッドに戻るという、往路とは異なる方法による
　歩行介助をする
●ベッドサイドにしゃがみ込んで腹部をさする

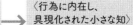

〈行為に内在し、
　具現化された小さな知〉
●視覚を用いて患者の苦痛と
　危険をとらえる
●患者の身体に触れながら
　患者と対話する
●苦痛に満ちた患者が
　安楽になれる方法を、
　患者との対話を通して見出す

〈二度目の「いつもと違う」という感覚〉
●両手で点滴台を握りしめて歩くBさんの姿は、
　「危ない」「お腹ぱんぱんで足元見えてない」

〈この看護実践における青木さんの「いつも」の方向性〉
●Bさんの歩行は予想以上のひどいふらつきがある

〈「いつもと違う」と感じ、思わず行う看護行為〉
●Bさんの背中に手を添えて起き上がりと
　立位を介助し、Bさんのペースに合わせて
　トイレまでの歩行を介助する

〈行為に内在し、
　具現化された小さな知〉
●視覚と触覚を用いて患者の
　転倒の可能性を予見する
●自分のペースを大切にする
　患者のやり方を乱さずに
　手を添える

〈「いつもと違う」という感覚〉
●「ふらつきがあんなにひどい」「危ない」

〈この看護実践における青木さんの「いつも」の方向性〉
●「この患者さんね、腹膜播種でお腹ぱんぱん。
　ほんとに苦しそうなんですよ。
　見たらびっくりするくらいお腹ぱんぱん。
　どうにかしてあげたいんだけどね」

〈青木さんが看護するうえで大切にしていること〉
●「患者さんにやさしいことがいちばん大事」
●「やさしいっていうのは、ただ言うことをきくだけとも違う」
●「やさしいって、相手のことを理解しようとするっていうか、簡単なことじゃない」

[図14]患者Bさんに対する「いつもと違う」と感じ、思わず行う看護行為に内在し、具現化された小さな知

〈二度目の「いつもと違う」と感じ、思わず行う看護行為〉
●Sさんの指先を両手で包み込むように握る
●指先のただならぬ冷感を医師に相談し、
　レントゲン撮影の指示をもらう

〈行為に内在し、
具現化された小さな知〉
●触覚を通してとらえた
　冷感から患者の苦痛を
　気づかう
●触覚を通してとらえた、
　ただならぬ冷感の原因を
　追究し、身体症状の悪化の
　可能性を予見する

〈二度目の「いつもと違う」という感覚〉
●Sさんがふうふうと呼吸をしたり、
　何度も咳嗽をしたりしている姿を見た

〈この看護実践における青木さんの「いつも」の方向性〉
●胸水の増加による呼吸状態の悪化の
　可能性を視野に入れる

〈「いつもと違う」と感じ、思わず行う看護行為〉
●SpO₂値を待たずにそのまま呼吸音を聴取し、
　胸腔ドレーンルートを確認する

〈行為に内在し、
具現化された小さな知〉
●情緒的なつながりから
　患者を知ろうとする
●触覚を通して、
　ただならぬ冷感をとらえる

〈「いつもと違う」という感覚〉
●Sさんの指先に触れたそのときに
　「あっ、冷たい」

〈この看護実践における青木さんの「いつも」の方向性〉
●「胸腔ドレーン入ってるんだけど、
　この人いまいち肺の膨張が悪くてですね、
　明日レントゲン撮って膨張が悪かったら、
　（胸膜）癒着（術）になっちゃうんですよー。
　だからちょっと気をつけてないと」

〈青木さんが看護するうえで大切にしていること〉
●「患者さんにやさしいことがいちばん大事」
●「やさしいっていうのは、ただ言うことをきくだけとも違う」
●「やさしいって、相手のことを理解しようとするっていうか、簡単なことじゃない」

[図15]患者Sさんに対する「いつもと違う」と感じ、思わず行う看護行為に内在し、具現化された小さな知

〈青木さん固有の「いつもと違う」と感じ、思わず行う看護行為に
内在する実践の知〉
【患者との情緒的な強いつながりの中で、
患者の苦痛を自らの五感を通してとらえ、患者を気づかう】

〈「いつもと違う」と感じ、思わず行う看護行為に内在し、
具現化された小さな知の積み重ね〉
● 視覚と触覚を用いて患者の転倒の可能性を予見する
● 自分のペースを大切にする患者のやり方を乱さずに手を添える
● 視覚を用いて患者の苦痛と危険をとらえる
● 患者の身体に触れながら患者と対話する
● 苦痛に満ちた患者が安楽になれる方法を、
　患者との対話を通して見出す
● 情緒的なつながりから患者を知ろうとする
● 触覚を通して、ただならぬ冷感をとらえる
● 触覚を通してとらえた冷感から患者の苦痛を気づかう
● 触覚を通してとらえた、ただならぬ冷感の原因を追究し、
　身体症状の悪化の可能性を予見する

〈青木さんが看護するうえで大切にしていること〉
● 「患者さんにやさしいことがいちばん大事」
● 「やさしいっていうのは、ただ言うことをきくだけとも違う」
● 「やさしいって、相手のことを理解しようとするっていうか、
　簡単なことじゃない」

［図16］青木さんの「いつもと違う」と感じ、思わず行う看護行為に内在する実践の知

田中さんの実践の知

　田中さんの患者Ｈさんに対する「いつもと違う」と感じ、思わず行う看護行為に内在し、具現化された小さな知は、一度目においては、〈対話の中で患者が感じている症状をとらえる〉であった。二度目においては、〈患者にとって不安を感じる症状が出現していることを、身体を使ってとらえる〉〈視覚や触覚を通して患者の身体に起きている現象をとらえ、それを患者に伝えることで患者の安心と意欲につなげる〉であった[図17]。

　また、患者Ｕさんに対する「いつもと違う」と感じ、思わず行う看護行為に内在し、具現化された小さな知は、一度目においては、〈急激に患者に起きた現象を視覚を用いてとらえ、経験的な理解に基づいて安全を確保する〉であった。二度目においては、〈患者との対話を通して、患者が2日前から抱え込んでいた不安を引き出す〉であった[図18]。

　田中さんには、「判断ができないと、看護師はただそこにいる人になってしまう」「自分で考えなきゃ」「その患者さんを丸ごと観察するっていうのが大事」「ケアしなきゃ看護師じゃない」という、看護するうえで大切にしていることがある。そこにこれらの「いつもと違う」と感じ、思わず行う看護行為に内在し、具現化された小さな知が積み重なって、田中さん固有の知が生成される。

　田中さん固有の「いつもと違う」と感じ、思わず行う看護行為に内在する実践の知は、【患者に起きた現象を五感を用いてとらえ、患者の不安を対話の中から導き出し患者を気づかう】である[図19]。

〈二度目の「いつもと違う」と感じ、思わず行う看護行為〉
●腕をしっかり絡めて支え、ゆっくり歩くことを促し、
　そのまま離床を続ける

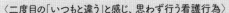

〈行為に内在し、
　具現化された小さな知〉
●患者にとって不安を感じる
　症状が出現していることを、
　身体を使ってとらえる
●視覚や触覚を通して
　患者の身体に
　起きている現象をとらえ、
　それを患者に伝えることで
　患者の安心と意欲につなげる

〈二度目の「いつもと違う」という感覚〉
●あらかじめ血圧を補正して
　Hさんを支えていたにもかかわらず、
　再びふわふわという自覚症状によって
　廊下の途中で立ち往生した

〈この看護実践における田中さんの「いつも」の方向性〉
●血圧を補正しながら引き続き離床を進める

〈「いつもと違う」と感じ、思わず行う看護行為〉
●「歩くと頭がふわふわする」と聞くと同時に、
　血圧を測定する

〈行為に内在し、
　具現化された小さな知〉
●対話の中で患者が
　感じている症状をとらえる

〈「いつもと違う」という感覚〉
●「歩くと頭がふわふわする」と
　急にHさんが話したのを聞いた

〈この看護実践における田中さんの「いつも」の方向性〉
●Hさんがトラブル続きで神経質になっていて、
　離床が進んでいないこと

〈田中さんが看護するうえで大切にしていること〉
●「判断ができないと、看護師はただそこにいる人になってしまう」
●「自分で考えなきゃ」
●「その患者さんを丸ごと観察するっていうのが大事」
●「ケアしなきゃ看護師じゃない」

[図17]患者Hさんに対する「いつもと違う」と感じ、思わず行う看護行為に内在し、具現化された小さな知

〈二度目の「いつもと違う」と感じ、思わず行う看護行為〉
● 「うん、これもういいや」と足元のベッド柵と
　頭上にある離床センサーを外す

〈行為に内在し、
　具現化された小さな知〉
● 患者との対話を通して、
　患者が2日前から
　抱え込んでいた不安を
　引き出す

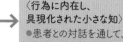

〈二度目の「いつもと違う」という感覚〉
● Uさんから「抗がん剤のせい?」と尋ねられた
● 「もう1人でトイレ行くの、やめるよ」
　「これも抗がん剤のせいかと思って
　怖かったよ」という話を聞いた

〈この看護実践における田中さんの「いつも」の方向性〉
● 想定していた以上に激しくUさんの身体が
　反応したこと
● 急に起き上がったことによって
　Uさんの血圧が低下したこと

〈「いつもと違う」と感じ、思わず行う看護行為〉
● 「うわっ」と短く鋭くつぶやくと同時に、
　ベッドを仰臥位に戻しながら血圧を測定する

〈行為に内在し、
　具現化された小さな知〉
● 急激に患者に起きた
　現象を視覚を用いてとらえ、
　経験的な理解に基づいて
　安全を確保する

〈「いつもと違う」という感覚〉
● ベッドの角度が60度くらいになったときに、
　それまで「大丈夫、大丈夫」と言っていた
　Uさんの頸部が突然ガクッと前に折れ、
　「うわっ」とつぶやく

〈この看護実践における田中さんの「いつも」の方向性〉
● 原因不明の意識消失発作や失禁のあった
　Uさんを優先すること
● 仰臥位のときには血圧には変化のないUさんの姿

〈田中さんが看護するうえで大切にしていること〉
● 「判断ができないと、看護師はただそこにいる人になってしまう」
● 「自分で考えなきゃ」
● 「その患者さんを丸ごと観察するっていうのが大事」
● 「ケアしなきゃ看護師じゃない」

［図18］患者Uさんに対する「いつもと違う」と感じ、思わず行う看護行為に内在し、具現化された小さな知

〈田中さん固有の「いつもと違う」と感じ、思わず行う看護行為に
内在する実践の知〉
【患者に起きた現象を五感を用いてとらえ、
患者の不安を対話の中から導き出し、患者を気づかう】

〈「いつもと違う」と感じ、思わず行う看護行為に内在し、
具現化された小さな知の積み重ね〉
●対話の中で患者が感じている症状をとらえる
●患者にとって不安を感じる症状が出現していることを、
　身体を使ってとらえる
●視覚や触覚を通して患者の身体に起きている現象をとらえ、
　それを患者に伝えることで患者の安心と意欲につなげる
●急激に患者に起きた現象を視覚を用いてとらえ、
　経験的な理解に基づいて安全を確保する
●患者との対話を通して、患者が2日前から抱え込んでいた
　不安を引き出す

〈田中さんが看護するうえで大切にしていること〉
●「判断ができないと、看護師はただそこにいる人になってしまう」
●「自分で考えなきゃ」
●「その患者さんを丸ごと観察するっていうのが大事」
●「ケアしなきゃ看護師じゃない」

[図19]田中さんの「いつもと違う」と感じ、思わず行う看護行為に内在する実践の知

木村さんの実践の知

　木村さんの患者Rさんに対する「いつもと違う」と感じ、思わず行う看護行為に内在し、具現化された小さな知は、一度目においては、〈情緒的なつながりから患者を知ろうとする〉〈触覚を通して患者の痛みを感じ取る〉〈患者の苦痛を早く軽減するために、急いで行動する〉、二度目においては、〈患者との情緒的なつながりから、対話を通して患者の本心を引き出す〉〈患者と対話しながら、身体に触れることによって思いを伝える〉であった[**図20**]。

　また、患者Yさんに対する「いつもと違う」と感じ、思わず行う看護行為に内在し、具現化された小さな知は、一度目においては、〈驚きと恐怖を患者に感じながらも、患者の痛みを気づかい、少しでも早く苦痛を軽減するために急いで動く〉であった。二度目においては、〈離床時に後方へ倒れそうになった患者を視覚と聴覚で感じると同時に、経験的な理解に基づいて血圧を測定する〉〈患者の苦痛へはすぐに対処する〉であった[**図21**]。

　木村さんには、「患者さんのところに行って、パパっといろんなことに気づくようになる」「気づくっていうのは、その患者さんのことをちゃんと見てないとできない」「患者さんの苦痛はすぐ対処しないといけない」という看護するうえで大切にしていることがある。そこにこれらの「いつもと違う」と感じ、思わず行う看護行為に内在し、具現化された小さな知が積み重なって、木村さん固有の知が生成される。

　木村さん固有の「いつもと違う」と感じ、思わず行う看護行為に内在する実践の知は、【常に患者を気づかいながら、患者との情緒的なつながりをもって五感で苦痛をとらえ、急いで苦痛を緩和し、いつもの患者の姿に戻そうとする】である[**図22**]。

〈二度目の「いつもと違う」と感じ、思わず行う看護行為〉
●Rさんの両手の上に自分の両手を重ねて、話を聞く

〈行為に内在し、具現化された小さな知〉
●患者との情緒的なつながりから、対話を通して患者の本心を引き出す
●患者と対話しながら、身体に触れることによって思いを伝える

〈二度目の「いつもと違う」という感覚〉
●木村さんがRさんの両手を握り返したその瞬間に、Rさんは突然ボロボロと泣き出し、自傷行為であったことを絞り出すような小さな声で訴えるのを聞いた

〈この看護実践における木村さんの「いつも」の方向性〉
●術後疼痛に苦痛を感じていたが、鎮痛剤が奏効したRさんに改めて離床を促す

〈「いつもと違う」と感じ、思わず行う看護行為〉
●Rさんに近づいて声をかけながら、Rさんの手に自分の手を重ねる
●鎮痛剤を小走りで取りに行って、急いで点滴する

〈行為に内在し、具現化された小さな知〉
●情緒的なつながりから患者を知ろうとする
●触覚を通して患者の痛みを感じ取る
●患者の苦痛を早く軽減するために、急いで行動する

〈「いつもと違う」という感覚〉
●Rさんが眉間にしわを寄せて「うーっうーっ」と呻吟して苦悶している姿を見た

〈この看護実践における木村さんの「いつも」の方向性〉
●チームが変わって未知の状況にありながらも、緊急手術となった患者を最優先に考える

〈木村さんが看護するうえで大切にしていること〉
●「患者さんのところに行って、パパっといろんなことに気づくようになる」
●「気づくっていうのは、その患者さんのことをちゃんと見てないとできない」
●「患者さんの苦痛はすぐ対処しないといけない」

[図20]患者Rさんに対する「いつもと違う」と感じ、思わず行う看護行為に内在し、具現化された小さな知

〈二度目の「いつもと違う」と感じ、思わず行う看護行為〉
●Yさんの背中を手で支えながら
　ベッド上坐位に戻し、血圧を測定する

〈行為に内在し、
　具現化された小さな知〉
●離床時に後方へ
　倒れそうになった患者を
　視覚と聴覚で感じると
　同時に、経験的な理解に
　基づいて血圧を測定する
●患者の苦痛へはすぐに
　対処する

〈二度目の「いつもと違う」という感覚〉
●離床のために端坐位になってすぐに
　Yさんが後方へ倒れそうになったのを見て、
　「うわっ」と小さく鋭く言う

〈この看護実践における木村さんの「いつも」の方向性〉
●平静を取り戻し、離床の進んでいないYさんを
　術後2日目の患者のいつもの姿に戻すこと

〈「いつもと違う」と感じ、思わず行う看護行為〉
●Yさんの痛みとやり場のない怒りを感じると
　同時に、創部を右手で触れて部位を確認したり、
　血圧を測定したりする
●急いで鎮痛剤を点滴する

〈行為に内在し、
　具現化された小さな知〉
●驚きと恐怖を患者に
　感じながらも、
　患者の痛みを気づかい、
　少しでも早く苦痛を軽減する
　ために急いで動く

〈「いつもと違う」という感覚〉
●天井をにらみつけて、
　いきなり「全部痛いんだよ。全部」とどなられた

〈この看護実践における木村さんの「いつも」の方向性〉
●Yさんが夜間せん妄で、術後2日目であるにも
　かかわらず離床が遅れていること

〈木村さんが看護するうえで大切にしていること〉
●「患者さんのところに行って、パパっといろんなことに気づくようになる」
●「気づくっていうのは、その患者さんのことをちゃんと見てないとできない」
●「患者さんの苦痛はすぐ対処しないといけない」

[図21]患者Yさんに対する「いつもと違う」と感じ、思わず行う看護行為に内在し、具現化された小さな知

〈木村さん固有の「いつもと違う」と感じ、思わず行う看護行為に
内在する実践の知〉
【常に患者を気づかいながら、患者との情緒的なつながりをもって
五感で苦痛をとらえ、急いで苦痛を緩和し、
いつもの患者の姿に戻そうとする】

〈「いつもと違う」と感じ、思わず行う看護行為に内在し、
具現化された小さな知の積み重ね〉
- 情緒的なつながりから患者を知ろうとする
- 触覚を通して患者の痛みを感じ取る
- 患者の苦痛を早く軽減するために、急いで行動する
- 患者との情緒的なつながりから、
  対話を通して患者の本心を引き出す
- 患者と対話しながら、身体に触れることによって思いを伝える
- 驚きと恐怖を患者に感じながらも、患者の痛みを気づかい、
  少しでも早く苦痛を軽減するために急いで動く
- 離床時に後方へ倒れそうになった患者を
  視覚と聴覚で感じると同時に、
  経験的な理解に基づいて血圧を測定する
- 患者の苦痛へはすぐに対処する

〈木村さんが看護するうえで大切にしていること〉
- 「患者さんのところに行って、パパっといろんなことに気づくように
  なる」
- 「気づくっていうのは、その患者さんのことを
  ちゃんと見てないとできない」
- 「患者さんの苦痛はすぐ対処しないといけない」

［図22］木村さんの「いつもと違う」と感じ、思わず行う看護行為に内在する実践の知

V

「いつもと違う」と感じ、
思わず行う看護行為に
内在する実践の知に
特徴的な要素

「いつもと違う」と感じ、思わず行う看護行為に内在する実践の知には、「常に目の前の患者のことを考え、情緒的なつながりをもって患者を気づかう」「看護師の五感を用いて『いつもと違う』という感覚をとらえる」「『いつもと違う』という感覚でとらえた現象の原因や理由を探り、追究する」という3つの特徴的な要素が含まれていた。

1　常に目の前の患者のことを考え、情緒的なつながりをもって患者を気づかう

　6人の看護師は皆、患者との相互作用の内に身をおきながら、常に目の前の患者のことを考え、情緒的なつながりをもって患者を気づかっていた。

　Bennerらは、「積極的に関わるには、綿密に準備した重要な方法で情緒的につながりをもち、そのうえですぐれた臨床家の把握や考察、推論、判断、介入、やりとりを導く方法について学ぶ（または教わる）必要がある」と述べている[1]。

　例えば、山田さんが「患者さんの顔見て、今日どうかなって感じ取るっていうのかな、そういうのができない人には向かないよね、この仕事」「あと、患者さんの細かいところに気がつけることが大事かな」と話しているように、山田さんの看護実践の根幹となっているのは「患者の細かい変化を感じ取ること」であり、それは山田さんと患者との間にある情緒的な関係性が前提となっていた。山田さんは、人工肛門造設術後20日目のIさんについて、「ここんところストレスがすごく高そうなんですよ。ちょっとしたことでクレームも多いし、イライラしてるっぽくて」「早く帰してあげたい」と、訪室前からIさんの今の状況とこれからのことを懸命に考えていた。その山田さんに対してIさんは、「山田さん、山田さんが来るのを待ってたんだよ、ずっと」「今日ちょうど山田さんが担当でよかった。山田さんに話したかったからさ。ストーマのときも山田さんがいつも助けてくれたから」と話している。山田さんは、経験の浅い看護師ではストレスフルなIさんには対応しきれないことをすでに知っており、そのうえでイライラしているIさんに積極的にかかわろうとしている。これは、この場面よりも前から山田さんとIさんとの間に存在する情緒的なつながりの中でのIさんへの気づかいと、Iさんの山田さんに話したい、山田さんにいつも助けられているという思いとが交錯したと

ころであり、その瞬間に山田さんはIさんとの相互作用の内に身をおき、「いつもと違う」という感覚でIさんの新たな思いをとらえ、退院に向けての看護実践へとつなげているのだと考えられる。

　また、高橋さんは、【常に行動しながら五感を用いて患者の身体の変化をとらえると同時に、患者の情緒的反応をナラティブの中に読み取り、理由を探り続ける】という固有の知を行為として表現していた。高橋さんは、Kさんに対して〈痛くて身のおきどころのない状況にあることを見抜く〉〈苦痛に満ちた患者の情緒的反応を見出し、誠実に現状と思いを伝えて落ち着かせる〉という高橋さんに内在された小さな知を、「いつもと違う」と感じ、思わず行う看護行為を通して具現化していた。高橋さんは「患者さんの（言葉や行動の）ほんとの理由はなんだろうって、いつも探っていく」「常に動いていること」を看護するうえで大切にしているが、それは高橋さんと患者との間に強いつながりがあるからこそ、患者の身体に起きていることを瞬時に感じると同時に、患者の情緒的な反応を見出すことができ、状況の内に身をおいて患者と対峙しているのだということがうかがえる。

　さらにBennerらは、「気づかいを通じて人にひとつの世界が樹立され、その中に意味上の際立ちができて関心が生み出される」「（誰かを、または何かを）気づかうことによって人は状況の内に身を置く。その時、世界のある側面が自分にかかわりのあることとして際立ってくる」と述べている[2]。

　木村さんは、「患者さんのところに行って、パパっといろんなことに気づくようにならないといけない」「気づくっていうのは、その患者さんのことをちゃんと見てないとできないことだと思うんですよね。それができないと看護師じゃない」「患者さんの苦痛はすぐ対処しないといけないと思ってます。小さい苦痛にも気づかないと」と自身で語り、看護するうえで大切にしている。木村さんは、リーダー看護師から「患者さんをもっと全部見ながら、患者さんの不安がどうしたら軽減できて、どうしたら離床を進められるか、ドクターに聞くだけじゃなくて自分でもっと考えないとね」と助言されてはいるが、木村さんの看護実践の根幹となっているのは、患者の小さな変化への気づきと患者への気づかいである。木村さんは患者を気づかうことによって状況の内に身をおき、その結果、Rさんの

本心を引き出した。Rさんの思いが木村さん自身にかかわりのあることとして際立っていたからこそ、Rさんは「死にたくない。元気になろう」と思えたのであろう。

　青木さんは、「患者さんにやさしいことがいちばん大事」「やさしいっていうのは、ただ言うことをきくだけとも違うんですけどね」「やさしいって、相手のことを理解しようとするっていうか、簡単なことじゃないんです」と語っている。青木さんの看護実践の根幹となっているのは「患者にやさしいこと」であり、青木さんは、【患者との情緒的な強いつながりの中で、患者の苦痛を自らの五感を通してとらえ、患者を気づかう】という固有の知を、「いつもと違う」と感じ、思わず行う看護行為で表現していた。腹膜播種による腹部膨満で苦痛の強いBさんのトイレへの歩行を介助した際には、〈自分のペースを大切にする患者のやり方を乱さずに手を添える〉〈患者の身体に触れながら患者と対話する〉〈苦痛に満ちた患者が安楽になれる方法を、患者との対話を通して見出す〉という青木さんに内在された小さな知が行為として具現化されていた。青木さんの行為に対してBさんは、「青木さんにはね、いつも大変だけどどうしよっかなーってときに、すうっと助けてもらってるの。前の入院のときもそうだった。今もこんなね。また助けてもらってる。青木さんが来てくれるだけでほっとするの」と話していた。青木さんは、Bさんとの強く濃厚で情緒的なつながりをもった相互作用の中で、Bさんを常に気づかい、Bさんの苦痛を受け止めて行動していた。青木さんの「いつもと違う」と感じ、思わず行う看護行為は、Bさんの安全と安楽に寄与するとともに、Bさんの安心感と信頼につながっていたのだということがわかる。

　また、田中さんは、「観察できること、観察って数字とかそういう客観的なのだけじゃなくて、学校で習った全人的にみるっていうのかな。その患者さん丸ごと観察するっていうのが大事」と語っている。田中さんの看護実践の軸となっているのは「全人的に、丸ごと観察すること」であり、【患者に起きた現象を五感を用いてとらえ、患者の不安を対話の中から導き出し、患者を気づかう】という固有の知を、「いつもと違う」と感じ、思わず行う看護行為で表現していた。2日前の化学療法後、トイレに立ち上がったときに原因不明の意識消失発作を起こし、転倒して便失禁したUさんとのかかわりの中で、〈患者との対話を通して、

患者が2日前から抱え込んでいた不安を引き出す〉という田中さんに内在された知が行為として具現化されていた。田中さんは、Uさんとの情緒的なつながりをもった相互作用の中で、Uさんを気づかい、Uさんの不安を受け止め、行動していた。田中さんの「いつもと違う」と感じ、思わず行う看護行為は、Uさんの安全を守り、Uさんの2日前からの不安を払拭することにつながっていたのである。

　これらのことから、情緒的なつながりをもって患者を気づかい、患者に関心をもってかかわること、相互作用の内に身をおくことで、「いつもと違う」と感じ、思わず行う看護行為として成立していることがわかる。そして、それぞれの看護師に固有の知は、情緒的なつながりや気づかいをもとにした、「いつもと違う」と感じ、思わず行う看護行為として具現化されているのだといえる。

2 看護師の五感を用いて「いつもと違う」という感覚をとらえる

　「感覚」とは、目・耳・鼻・皮膚・舌などが身体の内外から受けた刺激を感じ取る働き、および感じ取った色・音・におい・温度などのことをいう。一方、「知覚」とは、感覚器官に与えられた刺激作用を通して、外界の事物・事象を、ひとまとまりの有意味な対象としてつかむ働きのことをいう。つまり、感覚は、まだ意味づけられていないものとして知覚とは区別される。

　本書において、すべての看護師は「いつもと違う」という感覚を通して、患者に触れて体温や腹部の張りを感じ取ったり、患者の状況を視覚的に感じ取ったり、患者の声や身体の音を聴覚を通して感じ取ったりしており、五感を用いて「いつもと違う」という感覚を抱くと同時に、思わず行動していた。

　例えば、高橋さんは、離床がなかなか進まないOさんの腹部を触りながら、術後疼痛とは異なるOさんの痛みを感じると同時に、その原因を探っていた。また、小林さんは、Eさんの正中創周囲を見ながら両手で触れると同時に、「あ、腫れてるし、熱もってるし、これ感染してるわ。どうにかしないと痛いよね」と、見て、触れて、瞬時に創部の感染徴候ととらえ、そのまま続けて正中創だけでなく、左下腹部のストーマ創部の周囲に触れて、ストーマ縫合部を見て

確認するという行為に至っていた。高橋さんや小林さんは、"腹部に触れた感覚の意味を知覚するよりも前に、患者の痛みを感じ取る"、"見て、触れて、その意味を知覚するよりも前に、感染徴候として現象をとらえる"というように、現象の意味を知覚するよりも前に、五感を通して「いつもと違う」という感覚を抱いていた。このように、それぞれの看護師は患者との相互作用の内に、患者の身体反応に身体を使って応答しているのだということがわかる。

　また、青木さんは、胸腔ドレーン挿入中で軽度の認知症を伴うSさんのSpO₂を測定しようとして指先に触れたそのときに「あっ、冷たい」とつぶやき、SpO₂値を待たずにそのまま呼吸音の聴取をし、胸腔ドレーンルートの確認をしていた。自らの指で患者のただならぬ冷感をとらえ、その瞬間的な感覚の意味を知覚するよりも前に行動していたのだということがわかる。同様に、山田さんは、術後1日目でICUから戻ってきたばかりのMさんの腹部のガーゼが上層部まで鮮紅色に染まっているのを見て、「あっ」と小さく短くつぶやき、すべてのガーゼを除去して、創部やドレーン刺入部も見て、確認するという行為に至っていた。山田さんが「あれっと思ったときにはもう身体が反応して動いちゃって」と語っているように、ガーゼ上層までの鮮紅色の出血を見た瞬間に身体が反応して行動したのである。さらに、小さな苦痛にも気づいてすぐ対処することを大切にしている木村さんは、Yさんに「誰が担当でも関係ないよ。痛んだよ」「全部痛いんだよ。全部」と天井をにらみつけたまま、いきなり大声でどなられ、木村さんにとってはいつもの術後2日目の患者の姿からは程遠く、驚きと恐怖を感じながらも、患者の痛みを五感を通して感じ、急いで苦痛を緩和するという、自らの身体を通しての行為に至っている。

　つまり、「いつもと違う」という感覚とは、患者の身体反応に看護師の身体が「いつもと違う」と五感を用いて感じる、ということなのであろうことがわかる。しかし看護師は、五感を用いてはいるものの、「この触れた感じや見た感じ、聞いた感じはこのことを意味するのだ」という明瞭な知覚をもたないまま、思わず行動するに至っているが、行動することそれ自体は、患者との相互作用の中で意味をもっている。すなわち、「いつもと違う」と感じ、思わず行う看護行為に内在する実践の知は、五感を通してとらえられ、そのまま看護師の身体の内

で意味をもち、瞬時に行為として身体を通して表現されて初めて浮き彫りとなってくるのだと考えられる。

3 「いつもと違う」という感覚でとらえた 現象の原因や理由を探り、追究する

　多くの看護師は、手術や疾患ごとに系統的に考えられた一般的な患者の経過を基盤とした知識と、目の前の患者の状況を照合させ、「いつもと違う」と感じ、思わず行動していた。その行為において看護師たちはそれぞれに、「いつもと違う」という感覚でとらえた現象の原因を探り、追究していた。看護実践においては、看護過程を用いて思考することが前提となっており、看護基礎教育から訓練され続けているその思考過程は、多くの看護師にとっては自明のことである。看護過程は、アセスメント、診断、計画立案、介入、評価の5段階であるが、このうちアセスメントは特にEBN（Evidence-Based Nursing；エビデンスに基づいた看護）において、すべての援助には根拠がある、という側面で重要視されている[3]。

　小林さんは、「術式と手術日がわかれば、今どんな感じかだいたいわかるし。それが経験じゃないかな」「術式と手術日から今日はこんな感じっていうところにもっていかないと。そこらへんは経験でカバーしていかないとしょうがないんですよね」と語り、これまでにかかわってきた同じ術式の患者の経過を基盤とした知識と、目の前の患者に起きている現象とを照合させ、原因を探り、介入していくことを日常としていた。膵頭十二指腸切除術後8日目のTさんに対しても、〈一般的な回復過程からの逸脱を視覚を通してとらえる〉〈この手術の一般的な回復過程との対比をしながら、常に視覚、触覚、聴覚を用いて実際の患者の身体との差異を探り続ける〉という小林さんに内在された小さな知が行為として具現化されていた。「WOCの認定看護師であること」を自身の看護するうえでの土台としている小林さんは、視覚で「いつもの術後8日目の患者とは違う」ととらえた患者の現象を、さらに視覚と触覚、聴覚を用いてていねいに探り、術後にTさんの排便がないことや術後の離床が進んでいないことを突き止め、これ以降の看護実践は明確な意図をもって行われていった。

しかし、原因や理由を探ることは、ただ一方的に患者の身体をアセスメントしているということではない。

　佐藤は、「直観的に行為が先に行われることもあるが、その行為の理由を遡及的に説明できることもある」と述べている[4]。例えば、田中さんは、Uさんと対話する中でおもむろに足元のベッド柵と離床センサーを外す行為をしている。そしてそのときのことを田中さんは、「受け答えとか表情とかを見てると、別に不穏になるとか、認知機能が低いとか、そういう人じゃないし。ちゃんと理解できれば、1人でトイレ行って転倒することもないかなって」「これ（離床センサー）ね、頭のところにくっついてるから、認知がしっかりした人だと気になっちゃってしょうがないんですよ。Uさんはしっかりしてるから、これ、気になるだろうなと思って」と遡及的に理由を説明していた。

　また、山田さんは、傾眠が強く覚醒しないLさんをしばらく眺めて、不意に「あれ、なんか変」「呼吸、ときどき止まってんじゃない」と言うと、おもむろにSpO$_2$を測定し、ぶつぶつ独語しながら呼吸音を聴取して仰臥位へ戻した。そして唐突にバイタルサインを測定しながら、「これおかしいよ。ひょっとして（意識）レベル落ちてんじゃないの？」とつぶやいた。後に山田さんがこのことを、「血圧落ちてたらやばいと思った」「寝ちゃってるだけだとは思ってたけど、こんなに寝てると（意識）レベル下がったんじゃないかとか、寝ちゃってる間に別のことが起きたんじゃないかとか」「別のことって、脳になんかあったのかとかね。こんなに（意識）レベル下がってるみたいになってると心配になりますよ」と話しているように、「いつもと違う」と感じると同時に、バイタルサインを測定するという行為を行い、その行為を通して意識レベルが低下している可能性、さらには脳の病変の可能性までを後づけで判断するに至っていた。

　「いつも」のことは、うまく機能しているときには無意識的かつ迅速に働くがゆえに、いつものことを表現としてとらえることは難しい。しかし、「いつもと違う」という感覚が生じたところでは、五感を用いて現象をとらえ、とらえられた現象が看護師の身体の中で意味をもち、思わず行動するという看護実践となるがゆえに、その場・その時々にとらえた感覚を説明することは困難であっても、行為を振り返って遡及的に意味を説明できるのであろう。看護実践は、患者と看護

師との連続した相互作用である。「いつもと違う」と感じ、思わず行う看護行為においても、連続した相互作用は継続され、看護師は五感を用いて現象の原因や理由を探り、追究し、実践し続けるのだということがわかる。

〈引用文献〉

1）―― Benner, P. et al. : Clinical Wisdom and Interventions in Acute and Critical Care; A Thinking-in-Action Approach, 2nd Edition, Springer Publishing, 2011.
　　　　井上智子監訳：ベナー看護ケアの臨床知―行動しつつ考えること，第2版，p.876，医学書院, 2012.

2）―― Benner, P.E., Wrubel, J. : The Primacy of Caring; Stress and Coping in Health and Illness, Addison-Wesley, 1989.
　　　　難波卓志訳：現象学的人間論と看護, p.48-52, 医学書院, 1999.

3）――草間朋子：EBN（Evidence-Based Nursing）を考える，大分看護科学研究，4（1）：12-15, 2003.

4）――佐藤紀子：看護師の臨床の『知』―看護職生涯発達学の視点から，p.100-113, 医学書院, 2007.

VI

「いつもと違う」と感じ、
思わず行う看護行為に
内在する実践の知の発展

ここまで、それぞれの看護師固有の「いつもと違う」と感じ、思わず行う看護行為に内在する実践の知を探究してきた。では、それぞれの実践の知はどのように発展していくのであろうか。

　医療制度のめまぐるしい変化や入院期間の短縮化、医療技術の進歩の中で、EBNの重要性が強調され、「医療を取り巻く環境の変化に対応したケアを提供していくためには、従来の、主に経験に基づいた看護から、エビデンスにもとづいた看護を提供していかなければならない。医療の領域にもようやく透明性、公開性を求める時代の進化の波が押し寄せている」「いつでも、どこでも、誰でもが活用できる科学的に立証されたケアを形として残し、それを使っていく努力が看護職に求められている」といわれている[1]。また、成人学習者である看護師は、自立した学習者であり、自らの課題や問題に導かれて学習が促進され、問題中心的もしくは作業中心的な学習を好む[2]。こうした背景から、業務やエビデンスに基づいた学習を自ら積極的に行い、期待されているEBNの確立に向かっていくことが昨今の主流であろう。

　しかし一方で、変化し続ける臨床状況に対する実践を知に転換して学習するということは、臨床において確立されてはいない。Bennerらは、「科学的事実や最先端の知識を学ぶ厳しい学業は、成長中の臨床家がそれらの知識を活用したり、実践で的確に用いるための教育にはならなかった」と述べ[3]、「このような看護師たちの中には、新しい知識を得る努力を続け、最先端の科学を知り、技術的にはすぐれた能力をもっている者もいるが、習得した知識を実践で的確に用いるようになるために過去の似たような状況や異なる状況にあてはめて状況の本質を見極める方法について独自に発見したり、他者からコーチングを受けたりしていない」といっている[4]。さらに、「臨床家の問題の最大の原因は、際立った感覚を身につけていないため、看護師が臨床状況から刺激を受け、関連した知識の探索や活用につながらないことにある」「教育の場においても実践の場においても、状況に基づいて知識を使う能力や際立った感覚を身につけることなく、暗記や知識の習得を強調していることが多い」とも述べている[5]。

　本書では、「いつもと違う」と感じ、思わず行う看護行為が詳細に記述されて

いる。そこに出てくるすべての看護師は、自らそれぞれの患者に対する「いつも」の方向性をもって患者と対峙し、これまでのキャリアの中で経験している「いつも」と同じことを行おうとし、「いつもと違う」状況では各自に内在された知が行為として具現化され、その知を含む経験を新たな「いつも」の方向性とし、患者との相互作用が継続する臨床の状況に再び巻き込まれていた。個々の看護師が看護するうえで大切にしていることを土台とした、それぞれの患者に対する「いつも」の方向性をもってその場・その時々の患者との相互作用に身をおき、五感を通してとらえられた「いつもと違う」という感覚は、感覚が知覚となる以前にその境目が明確でないまま看護師の身体の内で意味をもち、瞬時に行為として身体を通して表現され、知が際立ってくる。この過程で感覚が知覚となる以前のそのときに自らの実践を知に転換して内在化するという学習をしているのだと考えられる。

しかし、このような状況依存性と個人固有性の高い知を、看護師はどのように共有し、発展していく機会とすればよいのであろうか。

先述したBennerらは、「実践の場において救命と生命維持の知識で重要なことは、その知識をただもっているだけでなく、必要なときに活用できるということである」「知識を実践の場で活用するには、認知の具現化、すなわち目の前の状況に関連して生産的に思考し知識を引き出すことが必要である」と述べている[6]。さらにBennerらは、「臨床家が知識を統合しながら実践できるようになると、その知識はその人の内に埋め込まれ、いつでも利用でき、臨床家が継続して専門性を培うことを可能にする」と説明している[7]。本書の看護師たちそれぞれの「いつもと違う」と感じ、思わず行う看護行為に内在する実践の知は、このBennerらのいうその人の内に埋め込まれ、いつでも利用でき、継続して専門性を培うことを可能にする知であるが、看護師たちの知は、「いつもと違う」という状況下において観察可能となるものであり、いつも通りにうまく知が機能しているときには、その場・その時々は流れるように進んでいくために、他者に可視化して伝えることは困難である。看護師と患者の相互作用は、その看護師とその患者に固有のその場・その時々のものであり、その相互作用の中に具現化されている知を他者が見て学ぶことは難しいが、言葉にならない知覚の手

前の感覚から発露する行為を言葉にすることで知を可視化するという本書のような試みは、知の共有の1つの方策となりうるのではないだろうか。

　そして言語化を通して可視化された他者の実践の知を共有する機会が、看護師それぞれに必要である。Crantonは、「実践者は技術的な熟練に達することはできるが、みずからの技能の応用を導くしっかりとした哲学的根拠がないならば、道徳的に見て疑いの余地のあるプログラムや目的に向かって努力を傾けてしまう」と懸念している[8]。Bennerらは、これまでの看護基礎教育を「どのように臨床で推論し、取得した膨大な知識をどのように臨床の場で使うのかを学ばなければならない新人や成長中の看護師たちにとって、役立つ存在にはなっていない。その結果、求められている熟練者と育成された人材とのギャップは深まり、多くの看護師が現場で熟練者になれないままである」と述べている[9]。実践の知を共有する学習機会や環境を、看護師自身が意識的につくることによって、Bennerらのいう熟練者と新人や成長中の看護師たちとの差を縮めていくことが、熟練者への発達を促し、ひいては看護師全体の能力や、看護実践の知の発展につながるのだといえよう。

〈引用文献〉
1）……草間朋子：EBN（Evidence-Based Nursing）を考える，大分看護科学研究，4（1）：12-15，2003.
2）……Cranton, P. : Working with Adult Learners, Wall & Emerson, 1992.
　　入江直子ほか訳：おとなの学びを拓く―自己決定と意識変容をめざして，p.18-22，鳳書房，1999.
3）……Benner, P. et al. : Clinical Wisdom and Interventions in Acute and Critical Care; A Thinking-in-Action Approach, 2nd Edition, Springer Publishing, 2011.
　　井上智子監訳：ベナー看護ケアの臨床知―行動しつつ考えること，第2版，p.876，医学書院，2012.
4）……前掲書3），p.872.
5）……前掲書3），p.872-873.
6）……前掲書3），p.871.
7）……前掲書3），p.873.
8）……前掲書2），p.21-23.
9）……前掲書3），p.875-876.

「行為的直観」としての
「いつもと違う」という感覚 　杉本 隆久（哲学・倫理学）

　本書は、患者とのかかわり合いの中で生じる「いつもと違う」という感覚によって
突き動かされた看護師たちの行為、およびその行為を含む一連の看護実践の記
述を試みたものである。本書で取り上げられた6人の看護師たちの具体的な看護
実践は実に様々で多岐にわたっており、一見するとそこには何も共通することな
どないように思われるかもしれない。しかし、著者はていねいな観察と分析によっ
て、6人の異なる看護実践からそれぞれの「いつもと違う」という感覚と、その感覚
によって誘発された行為という共通点を掬い上げる。その記述は実に見事であり、
Evidence-Based Nursing（EBN）のようなエビデンスに基づく科学的に立証されたケ
アだけでは実現することのできない別なる看護実践の知の可能性と重要性とを確
かに描き出しているといえるだろう。

　では、6人の異なる看護実践から掬い上げられた「いつもと違う」という感覚と
は、そもそもどういった感覚なのか。それは果たして感覚なのか。そして、それは
何故に生起するのか。もし、こうした一連の問いに対して明確な解答を与えるこ
とができなければ、それを看護実践の知として位置づけたところであまりにも脆
弱すぎるであろう。したがって、「いつもと違う」という感覚を看護実践の知とする
ためにも、まずは学術的な基礎づけが必要となる。とはいえ、「いつもと違う」とい
う感覚を従来の看護学的な知見に照らし合わせてみても、適合するものがほとん
どない。これまで看護学の文献において言及されてきた「気づき」や「気がかり」
などの概念と「いつもと違う」という感覚は似ているところもあるが、厳密に検討
してみるとやはり異なるといわざるを得ない。「気づき」や「気がかり」が看護師に
よってすでに意識化されているのに対して、「いつもと違う」という感覚は看護師
自身が明瞭に意識化しているわけではないからである。では、この前意識的ない
し非反省的「感覚」とでもいうべき「いつもと違う」という感覚をとらえるにはどうし
たらいいのか。そこで着目されたのが、これまで看護学の文献においてはあまり

引用されてこなかった日本の著名な哲学者である西田幾多郎（1870〜1945）の「行為的直観」という概念である。「いつもと違うという感覚」、つまり看護師の「直観」とは、まさしく西田幾多郎が提起した「行為的直観」に他ならないと著者は考えたのである。

　では、なぜ「いつもと違う」という感覚が、西田の「行為的直観」と同じであるといえるのか。その理由は、著者によってプロローグの「3　看護師の『直観』」（p.11）やAppendix II の「2　行為的直観について」（p.162）ですでに記されている通りである。ただ、著者による西田からの引用を見ていただければわかるように、西田の文章は決して理解しやすいものではない。おそらく一読しただけで理解できたという読者は少ないのではないだろうか。したがって、本解説では、「いつもと違う」という感覚と西田の「行為的直観」が同じであるという著者の主張を理解していただくための一助となるべく、今一度、蛇足ではあるが西田の「行為的直観」について解説する※1。というのも、西田哲学および「行為的直観」概念の難解さだけのために、読者の理解が妨げられ本書が手放されてしまうというのであれば、それではあまりにも「もったいない」といわなければならないからである。

●「行為的直観」とはなにか？──(1)身体による物の限定

　「行為的直観」とはなにか。それは西田によれば、例えば著者が引用しているように「我々は行為によって物を見、物が我を限定すると共に我が物を限定する。それが行為的直観である」[1]ということになる。とはいえ、これだけでは皆目見当がつかないという方がほとんどであろう。では、「我々は行為によって物を見、物が我を限定すると共に我が物を限定する」とは、どういったことであろうか。ここでは「知覚」、つまり「物を見る」ということを例に考えてみよう。ただし、西田によって「私の行為的直観というのは、いわゆる知覚の如きものをいうのではない。知覚の如きものも行為的直観でなければならない」[2]といわれていることに注意しなければならない※2。つまり注意しなければならないことは、知覚も行為的直観であるが、しかし行為的直観としての知覚はこれまで考えられてきたような知覚とは異なるということである。

　まず、「いわゆる知覚の如きもの」がなにかを確認しておこう。一般的に知覚とは、知覚者の外部にあらかじめ存在している事物を感覚器官によってとらえるは

　［解説］「行為的直観」としての「いつもと違う」という感覚

たらきであるといえる。こうした知覚に対する考え方は、現在と同様、西田が生きた時代においても支配的であった。ところでこのような考え方は、人間が知覚する前から事物がそれ自体として世界に存在していることを前提とする考え方であるといえる。つまり、例えば今、黄色い潜水艦が描かれたマグカップを見ているとして、私がそのマグカップを見ることができるのは、私が見る前からあらかじめそこに黄色い潜水艦が描かれたマグカップとして存在していたからだということである。おそらく、読者の中には「当たり前のことをいうな」と思っておられる方もいることだろう。確かに改めていうまでもなく、こうした考え方は極めて「常識的」な考え方であり、いかなる誤りも見出すことのできないような「常識」であることに違いはない。しかし、西田は「行為的直観的に物を見るということは、物が否定せられるべく［物が否定されるように］^{❖3} 見られることである」³⁾とし、「知覚に先だって存在する物」という考え方を否定する。西田は知覚に対するこうした「常識」を「いわゆる知覚の如きもの」とし、それに反旗を翻すがごとく「知覚の如きものも行為的直観でなければならない」というのである。

　では、行為的直観としての知覚とは、どのような知覚なのか。西田は「直観というのは……具体的には物を身体的に把握することである」⁴⁾という。それは、物がそのようなものとしてあらかじめ存在しているから知覚できるということではなく、ある身体が知覚することによってそのような物として把握するということである。つまり、身体は自らが把握できる仕方で物をそのような物として成立させるということ、これが行為的直観としての知覚である。

　もう少し、説明を加えよう。まず身体とは、様々な力能＝「〜できる」の蓄積で

❖1──以下で、西田の「行為的直観」について解説するが、しかし、本解説が西田哲学に対する正統な解釈を必ずしも精確に踏襲しているわけではないことを、一言断っておきたい。というのも、本文にも書いた通り、本解説は本書を理解するための一助となるべく書かれたものだからである。したがって、読者には本解説について、本解説に書かれた内容を踏襲した1つの表現とでも解していただければ幸いである。すなわち、本解説は解説者の身体による西田の「行為的直観」概念についての行為的直観であるといえるだろう。

❖2──「いわゆる知覚の如きもの」とは、以下で解説する「一般的に考えられている知覚」のことである。しかし「知覚の如きもの」、つまり知覚は「いわゆる知覚の如きもの」（「一般的に考えられている知覚」）としてではなく、行為的直観として考えられなければならない、と西田はいっている。

❖3──以下、［ ］内の言葉は解説者による補足である。

あるといえる❖4。例えば、ある身体は「ペンを持つことができる」し、「ギターを弾くことができる」。そして、「マグカップをつかむことができる」し、「黄色と他の色を見分けることができる」。身体はこのように様々な力能を有しているわけだが、こうした「〜できる」という潜在的な力は、ある対象へと向かう行為において実現される。つまり、実際に「ペンを持ち」、「ギターを弾き」、「マグカップをつかむ」という行為が果たされる。だが、実際の行為が遂行されるに先立って、身体はある対象に向き合ったとき、すでに自らの力能に従って、つまりは自身の身体が把握できる仕方で、その対象を「つかむことができるもの」や「弾くことができるもの」等々として無意識的＝身体的に把握＝直観しているのである。これが、物の先在性を前提としない知覚、即ち行為的直観である。このように行為的直観によって把握された物は、ある身体が直観した物である以上、別の力能をもつ他の身体が知覚した場合は別の物として把握されることもあるだろう❖5。例えば、両手に障碍がある場合には、ペンは「持つことができるもの」ではなく「銜えることができるもの」として知覚されるかもしれないし、そもそも私たちが知覚している山も――そして、厳密にいえば山は「登ることができるもの」や「描くことができるもの」など、それを知覚する身体にとって様々な物として現われるが――、例えば、ヴォルテールの小説『ミクロメガス』に登場する身長約40キロメートルの巨大なシリウス星人ミクロメガスならば、彼の身体では「登ること」などできないゆえに、そもそも山として知覚することはないであろう。おそらくそれは、ヴォルテールが描いたように「モグラ塚」くらいに知覚されるのが関の山だろう。著者による「私が此に身体というのは、単に生物的身体をいうのでなく、表現作用的身体［ある対象に向き合ったとき、自身の身体が把握できる仕方で、その対象を物として表現する身体］をいうのである」という引用にもあるように、身体はまだ物とは規定されていない「なにか」をまさしく行為的直観によって自らが行為できる「物」として表現するのである。

● 「行為的直観」とはなにか？――（2）弁証法的あるいは交差的限定と歴史的身体

　このように、行為的直観とは身体による前意識的ないし非反省的な知覚であるゆえ、「気づき」や「気がかり」とはまったく別のものであることがわかる。そもそも行為的直観とは、意識的か無意識的かという意識レベルの問題ではなく、その意味で「気」という精神による認識以前に果たされる身体による対象の把握なので

ある。したがって、行為的直観とは「気が（に）つく」や「気にかける」の手前で「身体が（に）つく」こと、あるいは「身体にかける」ことであり、「身体づく」・「身体がかり」とでもいえよう。

とはいえ、以上の解説だけでは「我々は行為によって物を見、物が我を限定すると共に我が物を限定する」といわれる際の、「我々は行為によって物を見」、「我が物を限定する」という部分しか明らかにされていない。では「物が我を限定する」とは、どういうことだろうか。端的にいえば、それは身体が自らの力能に従って、自分が見ることのできる仕方でただ一方的に物を見ているのではないということである。ここには、西田が弁証法と呼んだある種の循環ないし交差が存

❖4——ただし、西田の論文「行為的直観」には、「身体の力能」や「〜できる」について書かれているわけではないので、その点はご注意いただきたい。西田はこの論文で、個々の身体の力能の問題にまでは踏み込まず、人間という種に共通する種的行為が、ある「なにか」を人間に物として——つまり、人間に共通して知覚される物として——知覚することを可能にすると主張している。ただし、西田が「個」についても繰り返し言及していることは見逃してはならない。西田の「個」についての言及は、❖5を参照されたい。こうした哲学研究的な解釈はさておき、本解説は哲学研究者に向けた解説ではなく、看護学を専門とする読者に対して行為的直観を理解する一助となることを目的としているため、わかりやすさを重視し、あえて「身体の力能」や「〜できる」に言及することにした。ところで、「行為的直観」は1937年に雑誌『思想』に発表された論文であるが、その8年後に「知覚」「行為」「身体」という西田と同じ関心から知覚と身体の問題を探求した哲学書がフランスで出版されている。それが、現在、看護学の領域でもたびたび引用されるメルロ゠ポンティの『知覚の現象学』である。メルロ゠ポンティはこの『知覚の現象学』の中で、知覚を理解するために「身体の力能」や「〜できる」について言及している。

❖5——人間という種に共通する種的行為に注目している西田は、このような仮定に対して反対するかもしれない。なぜなら、こうした西田の思考からは、人間であるならば必ず同じ行為的直観をするという帰結が引き出されるように思われるからである。だが、西田が人間の種的行為に注目しつつ、「種的に形成するということが、すでに個が働くことであり、行為的直観的に物を見ることである」[5]とし、「個」の重要性について繰り返し言及していることも見落としてはならないだろう。というのも、「個」に注目するならば、やはり物の把握のされ方は個人によって異なるという帰結が導き出されるからである。事実、個人は他者と違いのない種的人間としてのみ作られるのではなく、「個性的に自己自身を構成」[6]する。したがって、物も単に人間に共通の物ではなく、個々人の個性的な身体が把握したそれぞれの「物」でもあるといえるだろう。重要なのは、身体が種的であると同時に個的でもあるということであり、例えばメルロ゠ポンティがいうように、身体は個別的である限りにおいて一般的であり、一般的である限りにおいて個別的であるという「実りある矛盾（une contradiction féconde）」[7]なのである。

在している。つまり、身体が「なにか」をある物として見ることができるということは、その「なにか」がまた身体にそのような物として見せているということでもある。身体は自分が見ることのできる物しか、あるいは見たいものしか見ないということでは決してない。私は身体の「できる」に従って、好き勝手に「なにか」を物として知覚しているのではなく、「なにか」が私の身体を触発してくるからこそ行為的直観としての知覚は成し遂げられるのであり、「なにか」は私の身体を、そして身体による知覚を通じて自らを物にするのである✤6。

　これは、物が物をそのように見ることができる身体として私を作る（＝限定する）ということでもある。つまり、「物が我を限定する」ということである。このように、身体は行為的直観によって物を限定する（＝生み出す・成立させる）が、同時に物は行為的直観を通じて物をまさしくそのように見ることができる身体として限定する（＝生み出す・成立させる）のである。西田は「生命というのは……主体が環境を、環境が主体を限定し、主体と環境との弁証法的自己同一性でなければならない」8)といっているが、これも同じことである✤7。以上のことから、行為的直観が「我々は行為によって物を見、物が我を限定すると共に我が物を限定する」といわれる理由は理解いただけたことだろう。行為的直観とは、いわば対象が精神に直接「与えられる」こと✤8をいうのではなく、物と身体とを交差的に「作る」こと――いわば、物と身体との弁証法的あるいは交差的限定――なのである。

　著者はまた、本文の中で「歴史的身体」という西田の概念についても触れているが、この「歴史的身体」という概念も「作る」という点に注目すれば、理解できないことではない。例えば、西田は「物は考えられたものではなく、見られるものでなければならない。歴史的に形成せられたものとして現われたものでなければならない」9)と書いているが、上記の解説を援用するならば、物とはあらかじめ存在しているものではなく、ある歴史✤9の中で身体によって作られたもの――永遠不変の実体ではなく、時間の中で形成された歴史的存在――だということである。また、西田が「歴史的進展の世界においては、作られたものは、作るものを作るべく作られたものである[もう少しわかりやすくいうならば、作られたものは相手を作る存在であり、同時に相手が作った作られた存在でもある]」10)というように、「作られた」ものによって身体も交差的に作られるのであるから、身体も不変のものではなく、歴史の中で物を作ることによって作られもするそうした歴史的存在であるという意味

で「歴史的身体」といわれるのである。したがって、西田が「我々の行為というものが如何なる場合においても歴史的であり、我々は歴史的世界においての個として行為的であるのである［わかりやすくいうならば、私たちの行為はどんなときでも人間によって作られた歴史の中で行われるのであり、また私たちは歴史の中で作られた世界において個人として行為しているのである］」11)ともいうように、行為的直観とは歴史の中で行われる——物と身体とを交差的に——「作る」ことなのである。

●「いつもと違う」という感覚は、「行為的直観」か?

　以上が「行為的直観」についての解説である。では、このような行為的直観は、著者が考えるように「いつもと違う」という感覚と同じであるといえるだろうか。
　結論からいえば、「いつもと違う」という感覚は、確かに行為的直観であるということができるだろう。ところで、行為的直観とは「作る」ことでもあるゆえ、創造的行為ともいえよう。だが、日常経験において私たちは常にこうした創造的行為

❖6——このような循環ないし交差を、例えばメルロ＝ポンティは「循環的因果性」と呼んでいる。循環的因果性とは、簡潔にいえば原因は結果に——よって先取り的に——支配されると同時に、結果は原因によって生み出される、ということである。

❖7——「生命というのは……主体が環境を、環境が主体を限定し、主体と環境との弁証法的自己同一性でなければならない」ということは、つまり、「生きるということは、行為する身体が周囲の物を作り、周囲の物が行為する身体を作るということであり、身体と物は互いに相手を作るという意味で交わっているということ、その意味でこの交わり＝交差はお互いが規定される（＝それぞれとして作られる）手前においてはいまだ規定されておらず、1つの交わり＝交差といわなければならない」ということである。

❖8——上述の「気づき」や「気がかり」のような「『気』という精神による認識」を参照されたい。

❖9——以下の解説にもあるように、「歴史」は「時間」と言い換えることもできる。ただし、それは人間が時間の中で築き上げた「歴史」でもある。この「歴史」の構築は、厳密にいえば物と身体の交差的形成を通じて成し遂げられる。つまり、個々人の身体は単なる個別的な存在ではなく人間という種的存在でもあるため、個別的な身体が物を作るということは同時に種的な人間として歴史的存在でもある物を作るということであり、物を作るという行為は歴史そのものを作る行為であるといえるのである。そして、同時に物は時間の中で個人としての身体だけでなく種的な人間としての身体をも作るため、身体を作るということは個人と同時に歴史を作る人間を作るということなのである。したがって、歴史を作り歴史の中で作られもする身体は、西田によって「歴史的身体」と呼ばれるのである。ただし、解説本文では、わかりやすさを優先して、「歴史」のもつ不変的でない「作られた」という意味を強調して解説している。

を行っているわけではない。私たちが普段出会う物は、すでに行為的直観が果たされた後の物であり、それはすでに作られ、かつできあがった物にすぎない。にもかかわらず私たちは、原因よりも結果に眼が向いてしまうため、その物があたかもはじめからそのような物として世界に存在していたように錯覚してしまうのである。だが、そうしてできあがった物は、また行為的直観によって新たに作り直されもする。例えば、高いところにある物を取ろうとしたとき、眼の前に机があったとしよう。そのとき、身体は行為的直観によって本来とは違う使い方＝行為の仕方である「踏み台」と見るかもしれない。このように、日常は決して安定しているわけではなく、物は常に別様に——同様に身体も常に別様に——作られる可能性に開かれているのである。

　このような行為的直観は、必ずしも物にのみいわれるわけではない。それは「患者」に対しても該当することである。つまり、看護の場面に適応するなら、行為的直観とは看護師の身体がこれまで通りの行為を遂行できる「患者」ではなく、今までとは別様な行為に駆り立てるような別なる存在として「新たに患者を作る＝新たな眼で患者を見る」ということである。そして、この行為的直観を通じて、看護師の身体も患者によって別様に行為できる新たな身体として——つまりは、これまでとは別様な仕方で患者を見ることができる新たな眼が——作られるのである。このように、看護師は今までとは違う知覚を実現する。今までとは違う知覚。これが著者のいう「いつもと違う」という感覚なのである。

　ここで1点だけ、「いつもと違う」という感覚について、付け加えておかなければならない。それは「いつもの」感覚が「いつもと違う」という感覚に先立っているわけではないということである。確かに、日常経験や日々の看護実践から切り出された一場面だけを見ると、「いつもと違う」という感覚は常に「いつもの」感覚の後に生じているように見えることは確かである。しかし、「いつもの」感覚はやはり行為的直観によって作られたものであり、したがって「いつもと違う」という感覚が「いつもの」感覚に先立っているといわなければならない。つまり、看護師たちの「いつもの」感覚を築き上げるものこそ、「いつもと違う」という感覚なのである。

＊

　こうして「いつもと違う」という感覚は、西田の「行為的直観」を根拠とすることで学術的に基礎づけられる。すでに挙げた3つの問いに答えるのであれば、まず

知覚も行為的直観であるゆえ、「いつもと違う」という感覚とは、行為的直観としての知覚という意味で感覚であるということができるだろう。そして、「そもそもどういった感覚なのか」「それは何故に生起するのか」についての答えは、すでに記した通りである。

　今、「いつもと違う」という感覚は、著者の行為的直観により新たな看護実践の知として作られたのである。

＜引用文献＞

1）──西田幾多郎：西田幾多郎全集 第7巻, p.101, 岩波書店, 2003.
2）──上田閑照編：西田幾多郎哲学論集Ⅱ, p.313, 岩波文庫, 1988.
3）──前掲書2）, p.309.
4）──同上.
5）──前掲書2）, p.307.
6）──同上.
7）──Merleau-Ponty, M. : Le primat de la perception et ses conséquences philosophiques, p.70, Verdier, 1996.
8）──前掲書2）, p.303.
9）──同上.
10）──前掲書2）, p.307.
11）──前掲書2）, p.303.

Appendix［付記］

ここには本書の元となった博士論文の研究方法に関する概略を収載しました。
博士論文全体の閲覧に関してはp.6をご覧ください。

I 研究の具体的な方法

▰▰▰ 1 研究の目的

　本研究の目的は、「いつもと違う」と感じ、思わず行う看護行為に内在する実践の知を記述的に明らかにすることである。

▰▰▰ 2 研究の意義

　本研究によって、「いつもと違う」と感じ、思わず行う看護行為が詳らかに記述され、明らかとなる。それによって、以下の成果が期待できる。

①看護師の日常の看護実践が詳細に記述されることで、キャリアの途上にある看護師が獲得した知を、今後の自身のキャリアの発展に結びつけることが可能となる。

②日常的に看護師に使われながらも、言語化されていない知が明らかにされる。その知が共有されれば、言語化することの困難な現象を浮き彫りとすることにつながると期待できる。

③「いつもと違う」と感じ、思わず行う看護行為そのものが、その看護師の知として日常的かつ個別的な看護実践を価値づけていることが明らかとなる。

④「いつもと違う」と感じ、思わず行う看護行為に内在する実践の知を探究することは、「看護職者の可能性や課題について探究し、生涯発達する存在としての看護職に貢献する」という看護職生涯発達学の発展に貢献するとともに、質の高い医療・看護の提供に資する。

▰▰▰ 3 研究方法

　本研究は参加観察と短いインタビューを用いた質的記述的研究である。

　本研究が記述するのは、「いつもと違う」と感じ、思わず行う看護行為がどのように展開され、その看護師自身の実践の知がどのようなものかということである。これをどうすれば理解できるのかを見極めるために、実現可能な方法を模索した。

1 ■ 研究デザイン

a 研究方法試行のためのフィールド研修

　看護師自身が患者との間に感じ取る「いつもと違う」と感じ、思わず行う看護行為に内在する実践の知を探究する研究のデザインを明確化することと、当事者でない看護師の筆者が観察した事象が、当の看護師と一致したものとなるかどうかを確認する目的で、西田幾多郎の「行為的直観」（後述）という概念を基礎にもちつつ、研究の前段階としてデータ収集の6か月前にフィールド研修を実施した。

　研修フィールドは、参加観察を行う筆者が、看護師と同じ場面で共通した感覚をもてる場所である必要があった。加えて、筆者自身が看護師の補助的な役割を担うことが可能で、かつ、同程度の技量をもつ違和感のない存在となることが可能な場所であることも重要であると考えた。以上のことから、フィールド研修の際には、筆者の臨床経験に最も近い、急性期病院の外科病棟を選択した。

　看護師に同行し、ケアに補助的にかかわりながら、患者と看護師のかかわる場面および看護実践の場面の参加観察を行った。参加観察は、看護師に質問ができ、同僚あるいは研究者として受け入れてもらえるが、戦力の一員として期待されることはないという、参加者としての観察者[1]という態度で行った。その結果、フィールド研修で同行した5名の看護師の行為は、筆者が看護師として行うであろうものとほぼ一致しており、本研究は実行可能であろうと考えた。

b 研究デザイン

　本研究では、看護師と患者がかかわり合う場面に筆者自らが身をおき、そこでの看護師と患者の言葉、動作、表情、口調などを直にとらえる参加観察を用いることとした。参加観察について、佐藤は「社会や集団の中に入り込み、出来事が起きるまさにその現場に身をおき、研究参加者と行動をともにし、五感を通したみずからの体験を分析や記述の基礎におくことが参加観察の強みである」と述べている[2]。そして、その身のおき方は、単に看護師と患者とのかかわりを静観し、客観的に眺める態度とは異なり、筆者自身のこれまでのキャリアと、それに伴う感覚を活発に働かせて、看護師や患者のものの見かたや感じ方・考え方を感じ取りながら、その場の雰囲気になじんでいくという態度である。看護師と筆者が感覚をわかり合えていることは、先のフィールド研修で確認できているため、フィールド研修と同じ病棟とした。

　また、看護実践場面の観察だけでなく、看護師に対して短い時間でのインタビューも

併せて行うこととした。筆者が参加観察によって共感的に得た理解や体験の内容について、より深く知るためには、看護師が患者とのかかわりの中で、当の看護師の認識にのぼらない場面において、実際にどのような経験をし、それをどう意味づけるのかを理解することが必要である。それを確認するために、インタビューを併用することとした。以上のように、本研究のデザインは、フィールドで参加観察することによって得られたデータを、インタビューで補完し、収集された看護実践場面のデータに示されている看護師の行為を記述するという、質的記述的研究デザインとする。

2■データ収集方法

a　研究参加者

　看護師の看護実践場面への参加観察および補完的なインタビュー、データの記載内容について確認することに同意した者を研究参加者とした。ただし、新人看護師および非正規職員は除外した。病棟会議にて研究の趣旨を説明し、同意を得た看護師6名を参加者とした。

b　データ収集方法

　先のフィールド研修および研究デザインの検討過程と同様に、筆者が病棟看護師に同行し、看護師の患者とのかかわりの場面や看護実践場面への参加観察を通してデータ収集し、フィールドノーツを作成した。筆者自身がその場に身をおき、参加者の看護師が「いつもと違う」と感じ、思わず行動している場面を、筆者自身の感覚で感じ取って抽出した。

　さらに、当の看護師の行動がどのような感覚や状況に裏打ちされたものなのか、参加者の認識にのぼっていないことが行為を通して観察された場合は、患者から離れ、落ち着いた場でインタビューを実施した。インタビューは業務に支障のない範囲で、短時間で実施した。参加観察は週2回、1回につき半日程度とし、1回につき看護師1名で、約4か月間実施した。記述の際には、かかわるすべての人を匿名化した。

c　データの解釈と記述

　看護師に同行し、参加観察およびインタビューを通して作成したフィールドノーツをデータとした。

　鷲田は、「共通の感覚（コモンセンス）とでもいうべきものは（中略）わたしたちが「頭」で理

解し保持しているものではなくて、むしろ「からだ」で憶えているものである」「習慣知、実践知はあきらかに身体に住みつくのだ。運動のひとつの図式として」と述べている[3]。「いつもと違う」と感じ、思わず行う看護行為とは、頭で考えて緻密な計画のもとに行動するというよりも、それまでに当の看護師が身体で憶えている「いつも」を感じると同時に、感覚が意識にのぼらないうちに行動している実践に近いものであると思われる。Kwant は「身体と世界との対話が阻害された時、身体のその一部分のみが機能しなくなるのではなく、実存の全領野が大きく揺るがされており、このときに、意識的な層にわずかながら隙間が現れ、前意識的な層がある程度露わになってくる」といっている[4]。看護師が身体で憶えて前意識的な層で使っている「いつも」の感覚の意味が、「いつもと違う」と感じ、思わず行う看護行為を通してある程度露わとなる。その看護実践が当の看護師にとってどんな意味をもつのかを知るために、データの文脈を分解せずに記述することが、データを解釈するには不可欠である。

　以上を踏まえ、本研究では、参加観察およびインタビューを通して作成したフィールドノーツをもとに、「いつもと違う」と感じ、思わず行う看護行為の展開の仕方や意味を含めて記述し、解釈する。この方法は、「あらゆる解釈作業において、理解は抽象的なものと具象的なものとの間、全体と部分の間を行き来する」「人はそれが生じている文脈を理解することによって部分のセンテンスを理解し、個々のセンテンスを理解することにより文脈を理解するのである」[5]という解釈学的循環とよばれる意味理解に合致しているといえる。さらに佐藤がフィールドノーツについて、「行為や出来事の意味は、文字の形でいったん固定されることによって、別の出来事や行為の解釈とつきあわせ、その対応の中で再解釈することができるようになる」[6]と述べていることからも、このような記述の方法を採ることが妥当であるといえる。

3　研究の信頼性の確保

①参加観察およびインタビューを通して作成したフィールドノーツは、すべての研究に関する作業および公表が終わるまで保存する。データの記述・解釈に迷ったときには、いつでもそこに立ち返って確認する。

②経験豊かな質的研究者によるスーパービジョンと、質的研究者によるピアグループによるアドバイスを受け、了解できるまで記述・解釈を練る。

③記述された看護実践については、参加者の確認を受け、必要時には修正する。

4 倫理的配慮

　本研究にあたり、所属施設および研究対象施設の研究倫理委員会の審査を受け、承認を得た（承認番号：2626）。また、本研究では、参加者の日常の看護の場面をありのままに記述するという、極めてプライベートな情報を取り扱う。許容された限局的な範囲ではあるものの、業務にかかわる中で知りえる情報も存在する。こうした個々の人間の個人的な部分に触れる研究をするにあたり、参加者およびその場にかかわる人すべての人権を擁護する倫理的配慮はとりわけ重要である。そこで、以下の倫理的配慮を行った。

①看護実践の場に看護師と患者と筆者が同時に存在するために、看護師と患者との関係性に影響を与える可能性が予測される。ゆえに、筆者自身が、看護師の補助的な役割を自然に担うことができ、かつ同程度の技量をもつ違和感のない存在となっている病棟で実施する。

②研究参加者に、研究の目的・方法について文書および口頭で説明した後、同意書への署名により同意を得る。

③研究への参加は、参加者の自由意思に基づく。拒否した場合でも、いかなる不利益も生じず、拒否の理由を筆者が確認することもないと保証する。

④研究参加者の人権を擁護する。

　a. 本研究で得られたデータは、本研究以外の目的には使用しない。

　b. 参加観察およびインタビューを通して作成したフィールドノーツなどの個人情報はすべて連結不可能匿名化し、個人が特定できないようにする。また、これらのデータを保存する電子媒体は、施錠ができる保管庫で管理し、筆者のみが取り扱う。

　c. 研究結果を公表する際においても、匿名性を遵守する。

　d. 研究のすべての作業および公表が終了次第、すべてのデータを消去・廃棄する。公表をもって研究終了とする。

⑤本研究では、日常の業務に入り込むことから、プライバシーの侵害および業務遂行に支障をきたす可能性ある。そのため、参加観察およびインタビューを途中で中止する権利を保証し、常に参加者の表情や口調に細やかに配慮し、継続の可否を判断する。観察したり聞いたりした内容はその場ではメモを残す程度とし、参加者から離れた場所でていねいに状況を書き込んでいくようにする。

5 本研究における今後の課題

　本研究の参加者は6名であり、その属性や背景には偏りが生じた。今後は、他の診療

科病棟や急性期病院以外の施設など、様々な臨床状況においてさらに多くの看護師たちの実践を詳らかに記述することが課題である。また、本研究においては、西田幾多郎の行為的直観の概念を援用した（後述）。これは、「いつもと違う」と感じ、思わず行う看護行為に対し、西田の哲学が最もなじんだからである。西田の哲学を援用して「いつもと違う」と感じ、思わず行う看護行為を記述するスタイルは、さらに多くの看護実践を記述することによって確立されていく可能性をもっている。西田の哲学が看護学研究において果たす役割の可能性をさらに追究していきたい。

〈引用文献〉

1）……Holloway, I., Wheeler, S. : Qualitative Research for Nurses, 2nd Edition, Wiley-Blackwell, 2002.
　　　野口美和子監訳：ナースのための質的研究入門―研究方法から論文作成まで, 第2版, 医学書院, 2006.
2）……佐藤郁哉：フィールドワークの技法―問いを育てる, 仮説をきたえる, 新曜社, 2002.
3）……鷲田清一：悲鳴をあげる身体, PHP研究所, 1998.
4）……Kwant, R.C. : The Phenomenological Philosophy of Merleau-Ponty, Duquesne University Press, 1963.
　　　滝浦静雄ほか訳：メルロー＝ポンティの現象学的哲学, 国文社, 1976.
5）……谷津裕子：看護のアートにおける表現―熟練助産師のケア実践に基づいて, 医学書院, 2002.
6）……前掲書2）.

II データ解釈における「行為的直観」の援用

■■■■ 1 直感と直観の違い

そもそも、一般に言われる「直感」と「直観」にはどのような違いがあるのだろうか。

広辞苑によると、直感とは「説明や証明を経ないで、物事の真相を心でただちに感じ知ること。すぐさまの感じ」のことである[1)]。一方、直観は「判断・推理などの思惟作用の結果ではなく、精神が対象を直接に知的に把握する作用。直感ではなく直知である」と記されている[2)]。また、畑村は、「自分の頭だけで徹底的に考え、考え尽くして、自分なりの考えの道筋を作っていくと、やがてその道筋をスキップして飛び跳ねて向こう側へ行ってしまっても大丈夫、という具合に頭の中が働くようになる。途中で色々計算したり、理路整然と論理を構築することなく、問題の本質がズバリとわかるようになる、このような頭の働きを直観とよぶ」と直観を定義している[3)]。つまり、物事を徹底的に考え、考え抜いた経験が豊富になると、直観を体得することができる、ということになる。

このように、日本語における「直感」と「直観」は、物事の本質を直接に把握するかどうか、感覚の働きでなく認識能力であるかどうか、というところに相違点があり、看護師が感じ取る「ちょっかん」の経験は、「直感」と重複する部分を含む「直観」であると理解できる。

■■■■ 2 行為的直観について

なぜ、本研究において「行為的直観」を援用するに至ったのか、順に記述していく。

そもそも、看護師の「行為」と「直観」とは別のものではないのだろうか。一般に、行為は動的なものであるのに対し、直観は静的なものであり、相互に対立的な概念であるといえる。しかし西田は、「我々は行為によって物を見、物が我を限定すると共に我が物を限定する。それが行為的直観である」[4)]と述べている。行為と直観は相互に対立的でありながらも同時に、相互に補完しあうような関係なのである。つまり西田は、対象との直接的なかかわりの中に行為が存在し、認識と行為とは切り離されないのだと考えているのである。

また西田は、行為が身体によってなされるものであることを示している。「意識あって

身体があるのではなく、身体あって意識があるのである（中略）。意識というのは、我々の身体を越えたもの、或いは離れたものと考えられるかも知らぬが、意識は何処までも我々の身体的自己の自己肯定でなければならない」[5]と述べ、意識や認識が身体と別のものではなく、人間は身体的な存在であることを示している。行為的直観の主体としての人間は、単なる認識の主体としてではなく、身体をもって世界と実践的にかかわり続ける身体としての存在なのである。

　では、身体としての存在とは何か。西田のいう身体とは、単なる生物学的な身体をもつということではない。西田は、「私が此に身体というのは単に生物的身体をいうのでなく、表現作用的身体をいうのである。歴史的身体を意味するのである」[6]と述べている。ここには表現作用的な身体と、歴史的身体とが記されているが、まずは歴史的身体について述べる。人間は誰もが自らの人生の歩みの中で生じた歴史を背負い、歴史から与えられた逃げようのない課題を担いながら行為している。歴史的身体とは、そのような歴史の重荷を背負った人間の身体を意味する。つまり、患者も看護師も互いに歴史的身体というそれぞれの人生の歴史的世界を生きる身体なのである。次に、もう1つの表現作用的身体について考える。看護の対象は単なる対象としてではなく、何かしらの表現として立ち現れてくる。「いつもと違う」という感覚のその瞬間に、目の前の患者は「いつもと違う」対象として立ち現れてくるということである。それが患者の表現として看護師に迫ってくる。「行為によって物を見る」ということは、「いつもと違う」患者の姿が看護師に対して表現的に立ち現れてくることをも意味しているのだと考えられる。それと同時に、その「いつもと違う」患者の姿に看護師は即座に突き動かされる。このように表現的に立ち現れる「いつもと違う」患者の姿は、看護師の行為を呼び起こす。西田が「身体的に物を見るということが行為的直観的に物を見ることである」[7]、「行為的直観的に見られるもの、身体的に把握せられるものでなければならない」[8]と繰り返しているように、「行為によって物を見る」の1つ目の意味は、患者が「いつもと違う」対象として看護師の目の前に表現的に立ち現れてくるということであり、2つ目の意味は、「いつもと違う」対象として目の前に立ち現れた患者に看護師は即座に行動するという、表現から行為が呼び起こされ、また看護師が行為として表現するという意味である。

　さらに西田は、「行為」は身体的な動作というだけではなく、ポイエシス（物を作る、制作）の側面があるという。「実践ということは、制作でなければならない。我々が働くということは、物を作るということでなければならない。制作を離れて実践というものはない。実践は労働であり、創造である。行為的自己の立場から世界を見るというのは、か

かる立場よりすることでなければならない」といっている[9]。ここで西田は、「行為によって物を見る」ことは「物を作る」「制作する」という意味でもあると述べている。前述のように、それぞれが歴史的身体である看護師と患者との相互作用の内において、「いつもと違う」対象として看護師の目の前に立ち現れた患者に看護師は即座に行動し、この即座の行為を経て再び別の「いつもと違う」という対象として患者が立ち現れ、それが看護師の直観を刺激し、新たな行為へと突き動かす。これが行為的直観的な看護実践なのであり、創造的な実践であり、行為によって物を見るということなのである。

西田は、「知るということも働くということであり、働くというには足場というものがなければならない。足場となるものは何であるか。それはいつも行為的直観的に把握せられた現実の世界でなければならない」[10]、「知識はどこまでも行為的直観の現実すなわち経験の地盤を離れることはできない」[11]と述べ、知についても行為的直観的な実践を土台として構成されるものであると考えている。「いつもと違う」という表現的に目の前に現れた患者に看護師が即座に行為し、その行為を経て再び別の「いつもと違う」姿で立つ患者が看護師の直観を刺激し、新たな行為へと突き動かされるという連関は、その看護師の創造的な看護実践であり、それは知の土台となりうるものであるといえる。

看護師の直観は、患者との相互作用における行為の内に存在するものである。看護師は患者と対峙する前に、ある程度の予見される姿を志向することを身体に刷り込んで習慣化している。しかし、患者との相互作用において看護師が「いつもと違う」と感じると同時に、患者は「いつもと違う」対象としてその看護師の前に立ち現れ、看護師は深く考えることなく相互作用の内で即座に行動する。この即座の行為を経て再び立ち現われた患者の「いつもと違う」という表現が看護師の直観を刺激し、看護師を新たな行為へと突き動かす。これが看護師の「いつもと違う」と感じ、思わず行う看護行為なのだといえる。こうして筆者は、本研究のデータ解釈において、西田の行為的直観という概念を援用することとした。

■■■■■ 3　データ解釈を含む研究結果の記述方法

本研究では、参加観察およびインタビューを通して作成したフィールドノーツをもとに、「いつもと違う」と感じ、思わず行う看護行為の展開の仕方や意味を含めて記述し、解釈した。データ解釈においては、西田の「行為的直観」を援用した。

1 西田哲学を援用した研究結果の記述

　日常的に患者とかかわる経験において、看護師と患者との相互作用の中で「この患者さんはここを特に注意する」といった志向性や、「いつも」の感じという看護師個々のもつ認識はうまく機能しており、その経験の内においては事実と認識の間に間隙は生じない。

　しかし、看護師は「いつもと違う」と身体を通して感じるのである。西田は、「意識作用が過去の意識内容を志向するごとき場合は、単なる内部知覚とも考えられるであろう。しかしわれわれの意識作用はわれわれの意識を超越したものを志向するのである」と述べている[12]。西田がいうように、看護師は意識しているかどうかにかかわらず、「いつも」を志向することですぐに過去のことが想起されてくるために、それを内部知覚として統合していくのであるが、「いつも」を超越した事象に出会ったときにそれまでに自らの内に統合されていたものが壊され、新たに志向しながら行為的直観的に患者との相互作用の内に身体を投じてかかわっていることが考えられる。看護師自らの身体で感じる「いつもと違う」という感覚と内部知覚として統合されていることとのわずかな間隙が、そこに生じた状態となるのだといえる。このわずかな間隙が生じた状態であるがゆえに、そこに可視化され、その看護師の知が際立ってくる。そして、看護師は意識するかしないかのうちに即座に行動するのである。ここに前述した西田の「行為的直観」が援用される。以上の検討により、西田の「行為的直観」を援用した研究結果の記述と解釈に至った。

2 「いつもと違う」と感じ、思わず行う看護行為に内在する実践の知が立ち現れてくる プロセス

　「いつもと違う」と感じ、思わず行う看護行為に内在する実践の知が立ち現れるに至るプロセスは、以下のようであった。

①1人の看護師にとって善とすることを含む看護師自身の背景から、目の前の患者に対する看護実践における志向性が生じる。

②その看護実践の中で志向性に基づいた患者の反応はその看護師自身に統合されるが、志向性を超越した「いつもと違う」患者の姿は、その看護師の身体を通して感じられる。

③「いつもと違う」と身体を通して感じると同時に、その看護師は行為的直観的に行動する。行為的直観的な行為は、その看護師の行為を通して観察され可視化される。行為的直観的な行為には、その看護師に内在され、具現化された小さな知が立ち現れる。

④これまでのその看護師の志向性、身体を通して感じられた「いつもと違う」、行為的直

観的な行為は、その看護師の内部知覚として統合されて内に取り込まれ、新たな志向性となる。

⑤その看護師は、新たな志向性をもって、継続して看護師と患者との連続した相互作用である看護実践に巻き込まれていく。そこで新たに患者が「いつもと違う」という対象として立ち現れる。

⑥新たな「いつもと違う」患者の姿に看護師の直観が刺激され、看護師は即座に行為的直観的に行為をする。新たな行為的直観的な行為においても、その看護師に内在され具現化された小さな知が立ち現れる。

⑦それぞれの患者に対する「いつもと違う」と感じ、思わず行う看護行為に内在し、具現化された知を見出す①から⑥までのプロセスと、その看護師にとって善とすることを含む看護師自身の背景から、その看護師固有の「いつもと違う」と感じ、思わず行う看護行為に内在する実践の知が立ち現れてくる。

以上のプロセスで「いつもと違う」と感じ、思わず行う看護行為に内在する実践の知を記述した。

〈引用文献〉

1）── 新村 出編：広辞苑, 第6版, 岩波書店, 2008.

2）── 前掲書1).

3）── 畑村洋太郎：続 直観でわかる数学, 岩波書店, 2005.

4）── 西田幾多郎：哲学論文集第一　2 行為的直観の立場. 西田幾多郎全集 第7巻, p.101, 岩波書店, 2003.

5）── 西田幾多郎：哲学論文集第二　1 論理と生命. 西田幾多郎全集 第8巻, p.62-63, 岩波書店, 2003.

6）── 前掲書4), p.143.

7）── 西田幾多郎：哲学論文集第二　4 行為的直観. 西田幾多郎全集 第8巻, p.222, 岩波書店, 2003.

8）── 前掲書7), p.229.

9）── 西田幾多郎：哲学論文集第二　2 実践と対象認識─歴史的世界に於ての認識の立場. 西田幾多郎全集 第8巻, p.122, 岩波書店, 2003.

10）── 前掲書7), p.228.

11）── 前掲書7), p.232.

12）── 西田幾多郎：叡智的世界. 上山春平責任編集：西田幾多郎, 中公バックス 日本の名著47, p.285, 中央公論社, 1984.

あとがきにかえて

　博士論文を提出して約4年が経ちましたが、研究参加者の皆様にきちんと報告できずにいました。今回、博士論文をリライトして書籍化する機会に恵まれたことをとてもうれしく思っています。1人の看護師仲間として受け入れてくださった研究参加者の皆様に、改めて心よりお礼申し上げます。

　博士論文は公表する義務があるのだと繰り返し説諭してくださった、指導教授である佐藤紀子先生(現 東京慈恵会医科大学大学院医学研究科看護学専攻)に深く感謝申し上げます。私自身の人生の岐路や危機にあるときに先生と出会えたことは、何よりも幸運でした。研究の過程で暗中模索をし続ける私に寄り添い、いつでも肯定的に支えていただきました。この機会に挑戦するきっかけをつくってくださった宮子あずささんをはじめ、東京女子医科大学大学院看護学研究科 看護職生涯発達学専攻の仲間の皆様にも感謝いたします。凝り固まった私の視野を、多様な知識と経験で広げてくださったことで、研究方法を考えることができました。

　また、今回の書籍化にあたり、主に行為的直観に関する記述について、哲学・倫理学者の杉本隆久先生にお目通しいただきました。難解な行為的直観という概念を中心に、本書の理解を助ける解説をていねいにしてくださったことに深謝いたします。

　日本看護協会出版会の金子あゆみさんには、わかりずらい言葉や言い回し、論文特有の表現など、私自身が気づかなかったところでご迷惑をおかけしました。何度も原稿を読んでご意見をいただき、二人三脚でつくり上げた本だと思っています。ありがとうございました。

　博士論文とその書籍化にかかわったすべての皆様に支えられて、できあがった本だと思っています。改めて深く感謝申し上げます。

大谷 則子

シリーズ《看護の知》

「いつもと違う」と感じ、思わず行う行為は実践の知なのか

2020年6月1日　第1版第1刷発行　〈検印省略〉

著者	大谷 則子
発行	株式会社**日本看護協会出版会**
	〒150-0001　東京都渋谷区神宮前5-8-2
	日本看護協会ビル4階
	〈注文・問合せ/書店窓口〉
	[TEL] 0436-23-3271
	[FAX] 0436-23-3272
	〈編集〉
	[TEL] 03-5319-7171
	https://www.jnapc.co.jp
ブックデザイン	鈴木一誌＋吉見友希＋仲村祐香
イラスト	田上千晶
印刷	三報社印刷株式会社